艾滋病

ཨེ་ཛི་ནད།

拉萨市城关区疾病预防控制中心 编著

ལྷ་ས་གྲོང་ཁྱེར་ཁྲིང་ཀོན་ཆུས་ནད་རིགས་སྔོན་འགོག་ཚོད་འཛིན་ལྟེ་གནས་ཀྱིས་སྒྲིག་རྩོམ་བྱས།

西藏人民出版社

བོད་ལྗོངས་མི་དམངས་དཔེ་སྐྲུན་ཁང་།

民族文字出版专项资金资助项目

图书在版编目（CIP）数据

艾滋病:汉文、藏文/拉萨市城关区疾病预防控制中心编. --拉萨：西藏人民出版社，2023.12

（常见传染病防治丛书）

ISBN 978-7-223-07561-9

Ⅰ.①艾… Ⅱ.①拉… Ⅲ.①获得性免疫缺陷综合症—防治—汉、藏 Ⅳ.①R512.91

中国国家版本馆CIP数据核字(2023)第208934号

艾滋病

编　　著　拉萨市城关区疾病预防控制中心
译　　者　曲　桑　次旦卓嘎
审　　稿　诺尔基·普琼杰
责任编辑　次仁央宗
封面设计　罗桑扎西
责任印制　拉姆曲珍
版式设计　次仁央宗
出版发行　西藏人民出版社（拉萨市林廓北路20号）
印　　刷　拉萨市明鑫印刷有限公司
开　　本　850×1168　1/32
印　　张　4.25
字　　数　70千
版　　次　2023年12月第1版
印　　次　2023年12月第1次印刷
印　　数　01-2,000
书　　号　ISBN 978-7-223-07561-9
定　　价　30.00元

发行部联系电话（传真）：0891-6826115

常见传染病防治丛书

（艾滋病编委会名单）

主　编

段振华　成都市疾病预防控制中心
次仁旺拉　拉萨市城关区疾病预防控制中心
德吉卓玛　拉萨市城关区夺底小学

副主编

孙承媛　成都市疾病预防控制中心
多吉旺姆　西藏自治区疾病预防控制中心
王　群　拉萨市城关区疾病预防控制中心
康卓卓玛　拉萨市城关区疾病预防控制中心
顿　珠　拉萨市疾病预防控制中心

编委成员

（根据姓名首字音序排序）

边巴央宗　拉萨市城关区疾病预防控制中心
边巴次仁　拉萨市城关区疾病预防控制中心
次仁卓玛　拉萨市城关区疾病预防控制中心

旦增赤列　　拉萨市城关区疾病预防控制中心
旦增曲珍　　拉萨市城关区疾病预防控制中心
丁　　琳　　拉萨市城关区疾病预防控制中心
贡觉平措　　拉萨市城关区疾病预防控制中心
格桑德吉　　拉萨市城关区疾病预防控制中心
格桑旺姆　　拉萨市城关区疾病预防控制中心
何　　浪　　成都市性病艾滋病防治协会
琼 卓 玛　　拉萨市城关区疾病预防控制中心
李 芳 珍　　拉萨市达孜区人民医院
孙　　剑　　西藏自治区疾病预防控制中心
索朗多吉　　拉萨市城关区疾病预防控制中心
吴 思 芮　　成都市性病艾滋病防治协会
奚　　静　　成都市疾病预防控制中心
益西旺姆　　拉萨市城关区疾病预防控制中心

རྒྱུན་མཐོང་གི་འགོས་ནད་འགོག་བཅོས་དཔེ་ཚོགས་
(ཨེ་ཛི་ནད།)
ཀྱི་རྩོམ་སྒྲིག་པའི་མཚན་ཐོ།

གཙོ་སྒྲིག་པ།

ཧོན་ཀྲེན་ཧྭ། ཁྲིང་ཏུའུ་གྲོང་ཁྱེར་ནད་རིགས་སྔོན་འགོག་ཚོད་འཛིན་ལྟེ་གནས།

ཚེ་རིང་དབང་ལགས། ལྷ་ས་གྲོང་ཁྱེར་ཁྲིང་ཀོན་ཆུས་ནད་རིགས་སྔོན་འགོག་ཚོད་འཛིན་ལྟེ་གནས།

བདེ་སྐྱིད་སྒྲོལ་མ། ལྷ་ས་གྲོང་ཁྱེར་ཁྲིང་ཀོན་ཆུས་དོག་སྡེ་སློབ་ཆུང་།

གཙོ་སྒྲིག་གཞོན་པ།

སུན་ཁྲིང་ཡོན། ཁྲིང་ཏུའུ་གྲོང་ཁྱེར་ནད་རིགས་སྔོན་འགོག་ཚོད་འཛིན་ལྟེ་གནས།

རྡོ་རྗེ་དབང་མོ། བོད་རང་སྐྱོང་ལྗོངས་ནད་རིགས་སྔོན་འགོག་ཚོད་འཛིན་ལྟེ་གནས།

ཡང་ཆུན། ལྷ་ས་གྲོང་ཁྱེར་ཁྲིང་ཀོན་ཆུས་ནད་རིགས་སྔོན་འགོག་ཚོད་འཛིན་ལྟེ་གནས།

མཁའ་འགྲོ་སྒྲོལ་མ། ལྷ་ས་གྲོང་ཁྱེར་ཁྲིང་ཀོན་ཆུས་ནད་རིགས་སྔོན་འགོག་ཚོད་འཛིན་ལྟེ་གནས།

དོན་གྲུབ། ལྷ་ས་གྲོང་ཁྱེར་ནད་རིགས་སྔོན་འགོག་ཚོད་འཛིན་ལྟེ་གནས།

རྩོམ་སྒྲིག་ཨུ་ལྷན་གྱི་ཁོངས་མི།

（རྒྱ་ཡིག་སྦྲ་སྒྱུར་གྱི་སྔ་ཕྱིའི་གོ་རིམ་ལྟར་བསྒྲིགས）

སྤྱིན་པ་གཡང་འཛོམས། ལྷ་ས་གྲོང་ཁྱེར་ཁྲིང་ཀོན་ཆུས་ནད་རིགས་སྔོན་འགོག་ཚོད་འཛིན་ལྟེ་གནས།

སྤྱིན་པ་ཚེ་རིང་། ལྷ་ས་གྲོང་ཁྱེར་ཁྲིང་ཀོན་ཆུས་ནད་རིགས་སྔོན་འགོག་ཚོད་འཛིན་ལྟེ་གནས།

ཚེ་རིང་སྒྲོལ་མ། ལྷ་ས་གྲོང་ཁྱེར་ཁྲིང་ཀོན་ཆུས་ནད་རིགས་སྔོན་འགོག་ཚོད་འཛིན་ལྟེ་གནས།

བསྟན་འཛིན་འཕྲིན་ལས། ལྷ་ས་གྲོང་ཁྱེར་ཁྲིང་ཀོན་ཆུས་ནད་རིགས་སྔོན་འགོག་ཚོད་འཛིན་ལྟེ་གནས།

བསྟན་འཛིན་ཆོས་སྒྲོན། ལྷ་ས་གྲོང་ཁྱེར་ཁྲིང་ཀོན་ཆུས་ནད་རིགས་སྔོན་འགོག་ཚོད་འཛིན་ལྟེ་གནས།

ཉིང་ལིན། ལྷ་ས་གྲོང་ཁྱེར་ཁྲིང་ཀོན་ཆུས་ནད་རིགས་སྔོན་འགོག་ཚོད་འཛིན་ལྟེ་གནས།

དཀོན་མཆོག་ཕུན་ཚོགས། ལྷ་ས་གྲོང་ཁྱེར་ཁྲིང་ཀོན་ཆུས་ནད་རིགས་སྔོན་འགོག་ཚོད་འཛིན་ལྟེ་གནས།

སྐལ་བཟང་བདེ་སྐྱིད། ལྷ་ས་གྲོང་ཁྱེར་ཁྲིང་ཀོན་ཆུས་ནད་རིགས་སྔོན་འགོག་ཚོད་འཛིན་ལྟེ་གནས།

སྐལ་བཟང་དབང་མོ། ལྷ་ས་གྲོང་ཁྱེར་ཁྲིང་ཀོན་ཆུས་ནད་རིགས་སྔོན་འགོག་ཚོད་འཛིན་ལྟེ་གནས།

ཧོ་ལང་། ཁྲིང་ཏུའུ་གྲོང་ཁྱེར་མཚན་ནད་དང་ཨེ་ཛི་འགོས་ནད་འགོག་བཅོས་མཐུན་ཚོགས།

ཆུང་སྒྲོལ་མ། ལྷ་ས་གྲོང་ཁྱེར་ཁྲིང་ཀོན་ཆུས་ནད་རིགས་སྔོན་འགོག་ཚོད་འཛིན་ལྟེ་གནས།

ལི་ཧྲང་ཀྲེན། ལྷ་ས་གྲོང་ཁྱེར་སྟག་རྩེ་ཆུས་མི་དམངས་སྨན་ཁང་།

སྲུན་ཙན། བོད་རང་སྐྱོང་ལྗོངས་ནད་རིགས་སྔོན་འགོག་ཚོད་འཛིན་ལྟེ་གནས།

བསོད་ནམས་རྡོ་རྗེ། ལྷ་ས་གྲོང་ཁྱེར་ཁྲིང་ཀོན་ཆུས་ནད་རིགས་སྔོན་འགོག་ཚོད་འཛིན་ལྟེ་གནས།

ཧྥུའུ་སི་ཏུའེ། ཁྲིན་ཏུའུ་གྲོང་ཁྱེར་མཚན་ནད་དང་ཨེ་ཛི་འགོས་ནད་འགོག་བཅོས་མཐུན་ཚོགས།

ཞིས་ཅིང་། ཁྲིན་ཏུའུ་གྲོང་ཁྱེར་ནད་རིགས་སྔོན་འགོག་ཚོད་འཛིན་ལྟེ་གནས།

ཡེ་ཤེས་དབང་མོ། ལྷ་ས་གྲོང་ཁྱེར་ཁྲིན་ཀོན་ཆུས་ནད་རིགས་སྔོན་འགོག་ཚོད་འཛིན་ལྟེ་གནས།

总　序

人类历史长河中，传染病不仅严重危害着人类的健康和生命，还影响着人类文明进程，改写着人类历史。鼠疫，作为我国法定的甲类传染病之一，曾造成三次大爆发，引起沉重的社会经济负担；2019年12月，新冠疫情爆发，至今仍威胁着人们的健康。这些事件警醒着我们：传染病是人类的永恒挑战，需要全人类共同努力积极应对，科学普及传染病防治知识，提高全民健康素养，以降低传统传染病和新发传染病带来的威胁。

在国内，医疗卫生资源相对匮乏的边疆少数民族地区，更应重视传染病防治知识的科学普及。让人欣慰的是，西藏自治区拉萨市城关区疾病预防控制中心，在了解藏族群众对传染病防治等方面健康知识存在迫切需求后，“急民之所急，解民之所忧”，积极筹划并编写了通俗易懂的汉藏双语版鼠疫、肺结核等常见传染病防治丛书。

我相信，通过国家的大力支持，西藏自治区拉萨市城关区疾病预防控制中心的共同努力，积极倡导公民是自身健康的第一责任人的理念，因地制宜地开展健康知识讲座、科普教育活动，广大藏族群众的健康意识和健康素养水平将一定会不断提升。

中国疾病预防控制中心病媒生物首席专家刘起勇

2023年01月21日

སྔོན་འགོ་བརྗོད།

མིའི་རིགས་ཀྱི་ལོ་རྒྱུས་འཕེལ་རིམ་ཁྲོད་འགོས་ནད་ཀྱིས་མིའི་རིགས་ཀྱི་བདེ་ཐང་དང་ཚེ་སྲོག་ལ་གནོད་འཚེ་ཚབས་ཆེན་བཟོས་པ་དང་མིའི་རིགས་ཀྱི་ཤེས་དཔལ་འཕེལ་རིམ་ལ་ཤུགས་རྐྱེན་ཐེབས་པ་མ་ཟད། མིའི་རིགས་ཀྱི་ལོ་རྒྱུས་ལ་ཡང་ཁ་ལོ་བསྒྱུར་ཡོད། བྱེ་རིམས་ནི་རང་རྒྱལ་གྱི་ཁྲིམས་བཀོད་རིགས་ཀ་པའི་འགོས་ནད་རིགས་ཤིག་ཡིན་པ་དང་དེ་སྔོན་འཛམ་གླིང་དུ་དར་ཁྱབ་ཆེན་པོ་ཐེངས་གསུམ་ཙམ་བྱུང་ནས་སྤྱི་ཚོགས་དཔལ་འབྱོར་ལ་ཕྱུར་པོ་ཆེན་པོ་བཟོས་ཡོད། 2019ལོའི་ཟླ་12པར་ཧྲོག་གསར་རིམས་ནད་སློ་བུར་དུ་ཐོན་རྗེས་ད་ལྟའི་ཆར་ཡང་མི་དམངས་ཀྱི་བདེ་ཐང་ལ་གནོད་འཚེ་གཏོང་བཞིན་ཡོད། གནས་ཚུལ་དེ་དག་གིས་ངེད་ཚོར་འགོས་ནད་ནི་མིའི་རིགས་ཀྱི་གཏན་གྱི་འགྲན་སློང་ཞིག་དང་། མིའི་རིགས་ཡོངས་ཀྱི་ཐུན་མོང་གི་འབད་བརྩོན་ལ་བརྟེན་ནས་བརྩོན་སེམས་ཆེན་པོས་ཁ་གཏད་གཅོག་དགོས་པ། འགོས་ནད་འགོག་བཅོས་ཀྱི་བདེ་ཐང་ཤེས་བྱ་ཚན་རིག་དང་མཐུན་པའི་སྒོ་ནས་ཁྱབ་གདལ་གཏོང་དགོས་པ། དམངས་ཡོངས་ཀྱི་བདེ་ཐང་བྱུང་ཚད་གོང་མཐོར་བཏང་ནས་འགོས་ནད་

སྙིང་པ་དང་གསར་པའི་རིགས་ཀྱིས་སྤྲད་པའི་ཉེན་ཁ་ཆུང་དུ་གཏོང་དགོས་པའི་ཉེན་བརྡ་གཏོང་བཞིན་ཡོད།

རང་རྒྱལ་གྱི་སྨན་བཅོས་འཕྲོད་བསྟེན་ཐོན་ཁུངས་ལྟོས་བཅས་ཀྱིས་དཀོན་པའི་གྲངས་ཉུང་མི་རིགས་ས་ཁུལ་དུ་འགོས་ནད་འགོག་བཅོས་ཀྱི་བདེ་ཐང་ཤེས་བྱ་ཚན་རིག་དང་ལྡན་པའི་སྒོ་ནས་ཁྱབ་གདལ་གཏོང་བར་དེ་བས་མཐོང་ཆེན་བྱེད་དགོས། དཀའ་ངོས་པ་ཞིག་ལ་བདག་གིས་བོད་རང་སྐྱོང་ལྗོངས་ལྷ་ས་གྲོང་ཁྱེར་ཁྲིང་ཀོན་ཆུས་ནད་རིགས་སྔོན་འགོག་ཚོད་འཛིན་ལྟེ་གནས་ཀྱིས་བོད་རིགས་མང་ཚོགས་ཚོའི་འགོས་ནད་འགོག་བཅོས་སོགས་བདེ་ཐང་ཤེས་བྱའི་ཐད་ལ་ཤེས་འདོད་ཀྱི་འདུན་པ་སྐོམ་པ་ཆུ་འདོད་དུ་ཡོད་པ་ཤེས་རྟོགས་བྱུང་བ་དང་། དམངས་ཀྱི་དོན་དུ་སེམས་ཁྲལ་བྱེད་པ་དང་དམངས་ཀྱི་སེམས་ཁྲལ་སེལ་རྒྱུ་སེམས་སུ་བཅངས་ནས་ད་རེས་རྒྱུན་མཐོང་གི་འགོས་ནད་འགོག་བཅོས་དཔེ་ཚོགས་ཞེས་པ་རྒྱ་བོད་ཡི་གེ་གཉིས་ཀྱི་ལམ་ནས་གོ་བདེ་མོར་རྩོམ་སྒྲིག་ཞུས་འདུག

རྒྱལ་ཁབ་ཀྱིས་ཤུགས་ཆེན་རྒྱབ་སྐྱོར་དང་། ས་གནས་དེ་གའི་སྨན་བཅོས་འཕྲོད་བསྟེན་རྩ་འཛུགས་དང་ཆེད་ལས་མི་སྣའི་ཐུན་མོང་གི་འབད་བརྩོན་ལ་བརྟེན་ནས་སྤྱི་དམངས་ནི་རང་ཉིད་ཀྱི་འགན་འཁྲི་བ་དང་པོ་ཡིན་པའི་འདུ་ཤེས་ཧུར་བརྩོན་ཆེན་པོས་དར་སྤེལ་གཏོང་བ་དང་། ཡུལ་བབ་དང་བསྟུན་པའི་བདེ་ཐང་སློབ་གསོ་དང་བདེ་ཐང་སྐྱུལ་སྤེལ་བྱེད་སྒོ་སྤེལ་བ་བཅས་བྱས་པ་བརྒྱུད་བོད་

ལྗོངས་ཁུལ་གྱི་རྒྱ་ཆེའི་མང་ཚོགས་ཀྱི་བདེ་ཐང་འདུ་ཤེས་དང་བདེ་ཐང་བྱང་ཚོད་ཟམ་མི་ཆད་པར་མཐོ་རུ་འགྲོ་རྒྱུ་ཡིན་པ་བདག་ལ་ཡིད་ཆེས་བརྟན་པོ་ཡོད་དོ།།

ཀྲུང་གོའི་ནད་རིགས་སྔོན་འགོག་ཚོད་འཛིན་ལྟེ་གནས་ཀྱི་ནད་འདྲེན་
སྐྱེ་དངོས་དབུ་བཞུགས་ཆེད་ལས་མཁས་པ་ཞིའུ་ཆི་ཡུང་གིས།
2023ལོའི་ཟླ་1ཚེས་21ཉིན།

目　录

དཀར་ཆག

一、艾滋病简介

艾滋病(AIDS)是一种危害大、病死率高的重大传染病。到目前为止，尚无根治艾滋病的有效方法，也无有效预防感染的疫苗。但通过规范的抗病毒药物治疗，可有效抑制病毒复制，降低传播风险，延缓发病，延长生命。艾滋病病原体为人类免疫缺陷病毒(Human immunodeficiency virus，HIV)，亦称艾滋病病毒。艾滋病病毒通过破坏人体的免疫系统导致免疫功能缺陷，使机体逐步丧失对各种疾病的抵抗能力，若不坚持规范治疗，发病后易出现机会性感染、恶性肿瘤等疾病，病情进展迅速，治疗难度大，容易死亡。

艾滋病病毒可能存在于感染者的血液、精液、阴道分泌物、乳汁、伤口或溃疡渗出液等体液中。艾滋病病毒在外界环境中的生存能力较弱，离开人体后，常温下在血液或分泌物内只能生存数小时至数天，在自然条件下则很快失活。一般消毒剂，如常用消毒浓度的碘酊、含氯消毒剂（常见为84消毒液，需按说明书稀释）、75%乙醇(酒精)或高温(100℃,20分钟)等对艾滋病病毒都有良好的灭活作用。

二、艾兹病流行形势

1981年，国外报告全球首例艾滋病病例，我国于1985年报告首例艾滋病病毒感染者，西藏自治区于1994年报告首例艾滋病病毒感染者。艾滋病离我们并不遥远，他可能就在我们身边。

（一）全球流行形势

联合国艾滋病规划署估计，截至2022年底，全球现存活HIV/AIDS患者3900万例，已累计有4040万人死于艾滋病相关疾病。其中，2022年估计新增130万人感染艾滋病病毒，2022年约63万人死于艾滋病相关疾病，平均每分钟1人死亡。

（二）中国大陆流行形势

截至2022年底，全国（不含港、澳、台地区）报告现存活HIV/AIDS患者122.3万例。2019年新报告HIV/AIDS患者15.1万例，2020至2022年分别为13.1万，12.9万，10.7万例。2022

年新报告HIV/AIDS患者男女性别比为3.6:1，50岁及以上病例占48.1%。国家卫生健康委员会发布的2021年全国法定传染病疫情概况显示，2021年艾滋病报告死亡19623例，居2021年法定传染病报告死亡例数第1位。国家疾病预防控制局发布的全国法定传染病疫情概况显示，2023年7-9月分别报告艾滋病死亡1749例、1890例、1693例，均居当月法定传染病报告死亡例数第1位。

三、艾滋病的临床表现

从初始感染艾滋病病毒到终末期是一个漫长复杂的过程，在病程的不同阶段，与艾滋病病毒相关的临床表现也是多种多样的。根据感染后的临床表现，艾滋病病毒感染的全过程分为三期，即急性期、无症状期和艾滋病期。

需要特别注意的是，急性期和无症状期的感染者没有特殊的体征和症状，艾滋病病毒感染者在发病前外表与正常人无异，不能从外表判断是否感染了艾滋病，检测是判断是否感染艾滋病的唯一依据。急性期和无症状期的感染者虽然外表看不出来，但仍具有传染性。

（一）急性期

急性期为发生在感染艾滋病病毒的6个月内。临床表现以发热最为常见，可伴有咽痛、盗汗、恶心、呕吐、腹泻、皮疹、关节疼痛、淋巴结肿大及神经系统症状。大多数患者临床症状轻微，持续1～3周后自行缓解，也有少数感染者无自觉症状。这一时期因为没有特异性症状或体征，常常被忽略。

（二）无症状期

无症状期持续时间一般为4～8年，少数感染者持续时间可达10年以上。这一时期感染者无自觉症状，可以正常工作和生活。虽然艾滋病病毒感染者没有症状，但并不代表艾滋病病毒对人体没有损伤。艾滋病病毒一旦进入人体，就在感染者体内进行不断复制和增殖，不断破坏人体的免疫系统，降低人体对疾病的抵抗能力。

（三）艾滋病期

艾滋病期为感染艾滋病病毒后的终末阶段。病毒在体内经过长期复制，继续破坏人体免疫系统，$CD4^{+T}$淋巴细胞计数水平继续下降。此期主要临床表现为艾滋病病毒感染的相关症状、体征及各种机会性感染和恶性肿瘤。

四、艾滋病的传播途径与预防

（一）艾滋病的传播途径有哪些？

艾滋病是一种慢性传染性疾病，艾滋病病毒感染者及病人是传染源，所有人群都是易感人群。艾滋病病毒感染者及病人的血液、精液、阴道分泌物、乳汁、伤口渗出液中均含有艾滋病病毒。

艾滋病的传播途径主要有以下三种：

1. 性传播。

性接触是艾滋病最主要的传播途径，约占98%。艾滋病病毒可通过性交（阴道交、肛交、口交）的方式在男女之间或男男之间传播。其中，肛交比阴道交的传播风险更大。

（1）为什么性行为会有感染或传播艾滋病的风险？

艾滋病病毒感染者的精液或阴道分泌物中含有艾滋病病毒，在发生性行为（包括阴道交、口交和肛交）时，容易造成生殖器黏膜的细微破损，这时感染者体液中的艾滋病病毒就可能会趁机进入对方体内。

（2）为什么男男性行为更容易感染艾滋病病毒？

男男性行为人群感染艾滋病的风险与其性行为方式和性伴数量有关。该人群发生肛交的比例更高，而无保护的肛交有很大的感染风险。肛交容易感染艾滋病的主要原因为：肛周肌肉弹性欠佳，肛肠黏膜较薄，其下有丰富的毛细血管，肛交时极易引起肛周的撕裂和黏膜的破损，造成艾滋病病毒直接从破损处侵入对方体内；此外男男性行为人群更换性伴的频率更高。因而男男性行为人群感染艾滋病病毒的风险更高，但全程规范使用安全套可以有效降低感染风险。

（3）“婚外性行为”有感染和传播艾滋病的风险吗？

婚外情通常是一些人基于好奇，想寻求刺激，想尝试浪漫而又无负担的性爱，或想安慰身心的寂寞。有些妇女被蒙骗，大多数人都没有考虑到后果。婚外情的危险在于如果不采取安全措施，其感染性病和艾滋病的风险很大。因为婚外情双方并不了解对方的健康状况，又因为艾滋病病毒感染者和艾滋病病人均不能从外表上看出来，所以在激情的当下，很可能来不及采取安全措施，且接受婚外情的对方也可能还有多个性伴侣，这样就进一步增加了感染风险。

2. 血液传播。

输入含有艾滋病病毒的血液或血液制品可能有感染艾滋病的风险，但目前我国全面实施临床用血艾滋病病毒核酸检测全覆盖，经输血传播基本阻断。共用针具静脉注射毒品、不安全规范的介入性医疗操作、医疗美容、纹身等有传播艾滋病的风险。

3. 母婴传播。

感染了艾滋病病毒的怀孕妇女在孕期、分娩及产后哺乳时，都有可能将艾滋病病毒传染给胎儿或宝宝。

（二）如何预防艾滋病？

目前没有有效的疫苗可以预防艾滋病感染。掌握预防知识、拒绝危险行为、做好自身防护才是最有效的预防手段。

1. 预防艾滋病经性传播。

（1）树立健康文明的恋爱、婚姻、家庭及性观念。

未成年人建议避免发生性行为，青少年要尽可能延迟第一次性行为的时间。

夫妻或者性伙伴间要互相忠诚，不与对方外的第三者发生性行为，坚决抵制卖淫嫖娼、聚众淫乱等活动。

对发生的性行为能够负责，发生的性行为对身体和心理、现在和未来、他人和社会都不造成伤害。

（2）无保护的多性伴性行为感染艾滋病病毒的风险很大，杜绝无保护的性行为。

如果因为卖淫嫖娼、婚外恋、谈朋友等有多个性伴侣，且在发生性行为时，没有使用安全套（避孕套），就存在感染艾滋病的风险。因此避免与多性伴发生性行为，发生性行为时需每次全程正确使用安全套。

（3）性病可增加感染艾滋病病毒的风险，必须及时到正规医疗机构诊治。

梅毒、生殖器疱疹、淋病等性病患者或患有生殖器脓疮、溃疡、炎症的人更容易感染艾滋病，也容易将病毒传染给他人。及早发现及时规范治疗性病和各种生殖器感染，可以减少感染和传播艾滋病的危险。

怀疑自己患有性病时，要尽早到正规医院检查、及时规范治疗，还要动员与自己有性接触的人接受检查和治疗。

（4）每次性行为全程正确使用安全套（避孕套）。

选择质量合格的安全套，确保使用方法正确。

正确使用安全套需要注意以下几点：

使用前应特别留意安全套的生产日期和有效期，确保安全套没有过期；要将安全套前端的小囊捏瘪，排出空气；每一次性行为都要使用新的安全套，不重复使用。全程都要使用安全套：即在阴茎接触阴道、肛门或口腔之前，就要戴上安全套；良好的润滑对防止安全套破裂是很重要，只能使用水性的润滑剂，油性润滑剂容易造成安全套破裂。

射精后应立即抽出，注意安全套有无破损。如有破损，应考虑去当地疾控中心或医院进行咨询。

2.预防艾滋病母婴传播

（1）能不能预防艾滋病病毒传播给胎儿？

能！感染了艾滋病病毒的孕产妇在医生的指导下，采取孕期和产时服用抗病毒药物、住院分娩、以及产后规范喂养等预防措施，可大大减少将艾滋病病毒传染给胎儿或婴儿的机会。

育龄妇女可通过婚前检查、孕前检查、孕期检查了解自身是否感染艾滋病病毒，极少数的前三阶段都没有检测的孕产妇，到医院分娩时也会接受检测、咨询和相关预防服务。

（2）感染艾滋病病毒的孕产妇如何预防艾滋病病毒传播给胎儿？

1）对于已经感染的育龄妇女及其配偶要尽早向负责随访管理的医务人员、妇幼保健机构或医院咨询，了解预防和治疗艾滋病以及预防艾滋病母婴传播的相关知识。

2）艾滋病病毒感染妇女及其配偶应充分了解艾滋病母婴传播对本人、孩子和家庭的影响，进行充分商讨，避免非意愿妊娠与分娩。

3）对有生育意愿的艾滋病病毒感染妇女，应在医生指导下计划怀孕。对不适宜怀孕或需要先抗病毒治疗，再考虑怀孕的，应采纳医生建议。

4）艾滋病病毒感染孕产妇需要定期进行孕期检查，规范服用抗病毒药物，保证科学营养饮食，安全住院分娩。

5）医务人员应当根据艾滋病感染孕产妇及其家人对婴儿喂养的知识和技能、可接受性、可负担性、可持续性、获得专业指导的可及性等条件进行综合评估，给予科学地喂养指导，保障婴儿健康饮食和营养充足。对选择人工喂养的，指导其正确冲配奶粉和清洁消毒器具。对选择母乳喂养的，要做好咨询指导，强调喂养期间母亲应当坚持服用抗病毒药物，指导其正确的母乳喂养和乳房护理。

避免混合喂养，即避免以母乳喂哺婴儿，但同时还以其他液体或固体状食物（包括水、配方奶、其他兽乳或母乳替代品等）喂哺婴儿。

6）艾滋病病毒感染的孕产妇所生宝宝要加强儿童保健、生长发育检测，定期进行随访，注意观察艾滋病相关症状，按时到当地妇幼保健院进行艾滋病病毒相关检测，尽早了解宝宝的感染状况并积极处理。

特别注意：要在孕前、孕期、分娩前接受艾滋病病毒检测，了解自身是否感染艾滋病病毒极为重要，如果感染了艾滋病病毒而未能发现，存在较大的母婴传播风险。如果检测未感染艾滋病病毒，夫妻双方在孕期、哺乳期内都应避免发生婚外性行为或高风险行为。

3.预防艾滋病经血液传播。

不要共用注射器。使用一次性清洁注射器，可有效避免因注射吸毒经血传播艾滋病。

近年来出现的新型合成毒品（冰毒、摇头丸、K粉等）虽然不以注射吸食为主要方式，但是滥用这些毒品会降低自身风险意识，导致性伴数量和不安全性行为的频率增加，也会间接地增大了感染艾滋病性病的风险。

在外修脚、修眉和纹身时主动要求服务行业提供一次性器具，杜绝共用剃须刀和牙刷等用品。拔牙、镶牙、隆鼻、抽脂、割双眼皮等必须选择到卫生健康部门批准的正规医疗卫生机构就医和手术，谨防非法牙科和非法美容机构的引诱和受骗。

（三）日常生活、工作不会传播艾滋病

对于艾滋病病毒来说，发生感染需要满足合适的体液环境、足够数量的病毒、适宜的传播途径三个特定条件。

艾滋病病毒在人体外生存能力差，不耐高温，离开人体不易生存。因此日常生活接触不会传播艾滋病病毒。

艾滋病不会经以下途径传播：

共同学习，工作，劳动（共用学习用具、办公用品、农具等）。一般生活接触（共同进餐、拥抱、握手、礼节性接吻、游泳、共用马桶、浴盆、衣服、被褥、钞票等）。蚊虫叮咬、咳嗽、打喷嚏等。

五、发生高风险行为怎么办？

（一）艾滋病病毒暴露后预防（PEP）

1.什么是艾滋病病毒暴露后预防（PEP）？

暴露后预防指尚未感染艾滋病病毒的人群，在发生高风险行为后，尽早（越早越好，最长不超过72小时）服用特定的抗艾滋病病毒药物，从而降低艾滋病病毒感染风险。具体抗艾滋病病毒药物可以向当地艾滋病抗病毒治疗定点医院咨询。

高风险行为包括：

性伴艾滋病病毒抗体检测阳性，但未治疗或病毒未抑制，且未规范使用安全套；

性伴未检测或感染状况未知，且未规范使用安全套；

性伴为静脉注射吸毒者，或与他人共用针具。

2.哪些人群适用暴露后预防（PEP）？

男男性行为者及跨性别女性；

艾滋病病毒感染者的阴性性伴；

静脉注射吸毒者；

性侵受害者；

其他有高风险的异性性行为者。

3. 暴露后预防（PEP）启动时间及推荐药物

在发生艾滋病病毒暴露后尽可能在最短的时间内（尽可能在2小时内）进行预防性用药，最好在24小时内，但不超过72小时，连续服用28天。暴露后预防药物应由临床医师开具处方，切不可自行随意服用。

4. 乙型肝炎感染者可以服用暴露后预防（PEP）药物吗?

可以服用，乙型肝炎并不是PEP的禁忌症，但是需要做好医疗评估。由于PEP部分药物的成分对乙型肝炎病毒有活性，对于乙型肝炎感染且服用PEP药物者，应用PEP期间和停用PEP后需定期检测肝功能与乙型肝炎状态。在其停止服用PEP药物时，须转介肝病专科门诊进行有计划的停药。

5. 服用暴露后预防（PEP）药物期间可以不使用安全套吗?

不可以！PEP药物可以降低艾滋病病毒感染风险，起到预防艾滋病病毒感染的作用，但不能预防梅毒、淋病、尖锐湿疣等其他性病的传播。所以建议在服用PEP药物的同时，发生性行为时仍然要全程正确使用安全套。

6. 漏服暴露后预防（PEP）药物怎么办？

如果发生漏服，应当尽快补服。如果漏服时间超过12小时，则不用补服，直接按照原服药计划继续服药即可。每天规律服药者比出现漏服者能获得更好的阻断效果。漏服或自行停止服药都将明显降低预防药物的有效性，容易导致服药者感染。根据服药者自身的情况，建议用手机、闹钟、笔记本、安排家人定时提醒等方法提示每日定时服药。

（二）艾滋病检测

检测是知晓艾滋病感染状况的唯一途径。艾滋病的传播与人的行为有密切的关系，杜绝高风险行为是预防艾滋病的最有效方法，如果不慎发生了高风险行为，也应该采取积极的应对措施，早检测、早诊断、早治疗，延长生命，提高生活质量。

1. 什么人群需要检测？

（1）有高风险性行为史，包括仅发生1次未使用安全套的异性性行为或男性同性性行为：

男性和男性之间发生了性行为，没有使用安全套；

男性和女性之间发生了性行为，没有使用安全套；

发生了一夜情（无论男女），或通过网络等社交软件，与不认识的人发生了性行为，没有使用安全套；

与已知感染艾滋病的人发生性行为；

经常发生高风险性行为又不使用安全套的人群，建议每3个月做一次艾滋病检测。

（2）艾滋病病毒感染者的配偶或性伴。

（3）曾与他人共用针具吸毒者。

（4）在非正规医疗单位拔牙、纹身或美容等。

（5）其他情形：

梅毒、淋病、尖锐湿疣等性病患者；

准备结婚的伴侣双方建议婚前检测；

准备怀孕的夫妻双方接受孕前检测；

孕妇在孕早期或刚发现怀孕时检测；

感染了艾滋病的妈妈生的宝宝。

（6）医师认为有必要进行艾滋病检测的其他患者。

2. 什么是检测的窗口期？

窗口期是指从艾滋病病毒感染人体到感染者体内的艾滋病

病毒抗体、抗原或核酸等感染标志物能被检测出之前的一段时间。这段时间虽然检测不出，但可能具有传染性。现有诊断技术检测艾滋病病毒抗体、抗原和核酸的窗口期分别为感染后的3周、2周和1周左右。

3.什么时间检测艾滋病比较好？

目前，最常用的检测方法是抗体检测。建议在发生了高风险行为后的第3周左右前往当地疾控中心（免费）和医疗卫生机构进行初次检测。若为艾滋病病毒感染待确定（即通常口述的初筛阳性），需进一步进行抗体确证试验或核酸试验以最终确定是否感染；若为阴性，发生高风险行为后2～3个月后进行复查以排除。

如果既往有过高风险行为，没有做过检测，应该尽快进行检测。

4.哪里可以做检测？

各地自愿咨询检测门诊（VCT）提供免费、保密、准确的艾滋病咨询和检测服务。各地疾病预防控制中心、县级及以上医院、妇幼保健机构及大部分基层医疗机构（如社区卫生服务中心、乡镇卫生院）均可提供保密、准确的艾滋病检测服务。

5. 艾滋病可以做自我检测吗?

艾滋病自我检测是指个体在私下独自或在其信任的人陪伴下，自我采集样本、检测和读取结果的过程。自我检测阴性，一般来说，提示没有艾滋病病毒感染，但因存在窗口期，建议在2～3个月后再次进行检测。同时，自我检测阳性并不能确认艾滋病病毒感染，一定要到专业医疗卫生机构进行进一步的检测和咨询。我国艾滋病尿液自检试剂在2019年被批准上市。

使用尿液自我检测注意事项为：

（1）不要使用放置时间过长、长菌、有异味的样本；

（2）检测卡应平放于台面上，以免倾斜放置造成样本层析速度过快或过慢，影响检验结果；

（3）在室温条件下，检测卡从包装中取出后应在30分钟内使用，避免在空气中暴露时间过长，因受潮而影响检验结果；

（4）在规定的观察时间内，只要检测线有条带出现，无论颜色深浅，都应判为显色；

（5）为保证结果的准确性，请勿在光线昏暗处判读；

（6）在规定时间观察结果，反应时间过长或过短均可能影响检验结果；

（7）已经接受艾滋病抗病毒治疗的感染者和病人，尿液检测存在一定比例的假阴性，不建议使用。

6. 检测结果阴性是否表明未感染？

检测结果是阴性者，首先需要排除是否过了窗口期，如果确定过了窗口期，提示没有感染。本次未感染并不能说明对艾滋病有特别的抵抗力，如果再发生高风险行为仍然有感染的风险，只有通过改变自己的危险行为才能避免感染艾滋病病毒。

如果出现不确定结果，可进行核酸检测或2～4周后随访，根据核酸检测或随访检测结果进行判断是否感染。

7. 检测确证阳性后怎么办？

（1）首先，需要联系现住址所在的区（县）疾病预防控制中心和社区卫生服务中心，开始接受医学随访，进行治疗前检测，做好抗病毒治疗准备。

（2）接到疾控中心转介单后，拿着相关资料到辖区内抗病毒定点治疗医院进行艾滋病抗病毒治疗前体检，根据体检结果确定治疗方案。

（3）按照医生要求，坚持定时定量服药，定期进行检查及随访。

8. 检测结果能保密吗?

能，前面提到的检测机构均可提供保密、准确的艾滋病检测咨询服务，为检测对象提供专业的医学指导和必要的心理支持，且艾滋病病毒感染者的信息受法律保护。

《艾滋病防治条例》第三十九条规定，未经本人或者其监护人同意，任何单位或者个人、不得公开艾滋病病毒感染者、艾滋病病人及其家属的姓名、住址、工作单位、肖像、病史资料以及其他可能推断出其具体身份的信息。

六、艾滋病的诊断和治疗

（一）艾滋病的诊断

HIV/AIDS的诊断首先核查流行病学史，是否患有性病或有性病史、是否有不安全性行为（包括同性和异性性接触）、静脉注射毒品史、医源性暴露史、是否为HIV/AIDS患者的配偶或性伴侣等；其次考虑确诊艾滋病病毒感染的最重要的依据，即实验室HIV抗体和病原学检测。艾滋病病人则需在艾滋病病毒感染的基础上结合$CD4^{+}T$淋巴细胞和艾滋病指征性的临床表现来进行诊断。

成人、青少年及18月龄以上儿童，符合下列1项者即可诊断艾滋病病毒感染：

（1）HIV抗体筛查试验有反应（即通常口述HIV筛查阳性）和HIV补充试验阳性（HIV抗体确证试验阳性或治疗指南上有或核酸定量检测＞5000拷贝/mL）（最为常用）；

（2）有流行病学史或艾滋病相关临床表现，2 次艾滋病病毒核酸检测均为阳性；

（3）艾滋病病毒分离试验阳性（极少采用）。

18月龄及以下儿童，符合下列 1 项者即可诊断艾滋病病毒感染：

（1）为艾滋病病毒感染母亲所生和 2 次艾滋病病毒核酸检测均为阳性（第 2 次检测需在出生 4 周后采样进行）；

（2）有医源性暴露史，艾滋病病毒分离试验结果阳性或 2 次艾滋病病毒核酸检测均为阳性；

（3）为艾滋病病毒感染母亲所生和艾滋病病毒分离试验阳性。

（二）艾滋病治疗方法有哪些？

艾滋病最主要的治疗方法是抗病毒治疗。抗病毒治疗可以延缓艾滋病病毒感染者的病情进展，减少艾滋病相关机会性感染的发生，所有艾滋病病毒感染者都应该进行抗病毒治疗。

目前国际上应用于艾滋病抗病毒治疗的药物有六大类30多种，分别为核苷类反转录酶抑制剂（NRTIs）、非核苷类反转录酶抑制剂（NNRTIs）、蛋白酶抑制剂（PIs）、整合酶抑制剂（INSTIs）、融合酶抑制剂（FIs）及CCR5抑制剂。

我国推荐采用3种药物组成联合抗病毒治疗方案，在特定情况也可采用两种药物联合治疗等方案。具体的治疗方案由专业人员开具处方。

除此之外，还有合并症和并发症的治疗、机会性感染预防性治疗、以及一般治疗和对症治疗。

（三）什么时候启动抗病毒治疗？

一旦诊断艾滋病病毒感染，无论$CD4^{+}T$淋巴细胞计数多少，应尽快开始抗病毒治疗。尽量在诊断后30天内启动抗病毒治疗，特别是合并进展期疾病的感染者，在诊断后7天内启动治疗，前提是没有启动抗病毒治疗的禁忌证。另外，对于有治疗意愿且准备充分的感染者可在诊断当天启动治疗。在特殊情况下，如需要处理的严重并发症或合并症，可以先治疗其他疾病，病情稳定后尽快开展抗病毒治疗。感染艾滋病病毒后，越早发现、早诊断、早治疗对控制疾病进展越有利。

及早进行抗病毒治疗能最大限度的抑制病毒复制，使病毒载量降低至检测下限，并减少病毒变异；有利于免疫功能恢复；有利于减少病毒的传播，减少亲人及伴侣感染的可能、预防母婴传播；有利于降低艾滋病病毒感染的发病率和病死率、减少非艾滋病相关疾病的发病率和病死率，使患者获得正常的预期寿命，提高生活质量。

不治疗的感染者，病情持续进展。艾滋病病毒感染者没有症状，不代表艾滋病病毒对人体没有伤害。艾滋病病毒进入人体，经过急性期、无症状期，最后进入艾滋病期。首先艾滋病病毒一旦进入人体，就不断进行复制和增殖，不断破坏人体的免疫细胞，降低人体对疾病的抵抗能力。就像蛀虫在大树内生长繁殖、不断啃噬大树，杀虫剂用得越晚，虫蛀空洞越大。中晚期即使用杀虫剂杀死蛀虫，被蛀空的树干恢复完全正常的难度也越大。但是感染了艾滋病病毒的人，即使开始治疗比较晚，按照医嘱定时定量服药，伤人可提升免疫系统，因此不管时间多久，建议只要查出是艾滋病病毒感染者或者病人都及时接受艾滋病抗病毒治疗，以此延长寿命，提升的生活质量。

（四）抗病毒治疗成功的关键

艾滋病抗病毒治疗药物需终生服用，能否长期、规范、定时服药对抗病毒治疗效果起决定性作用。抗病毒治疗开始后不能随意中断，遇到特殊情况需要中断服药，应该在医生的指导下规范停药。擅自停药、漏药会引发病毒载量反弹，引发药物耐药。停药后如需再次启动抗病毒治疗，不要擅自服用之前的药物，要由医生判断，是否继续服用原来的方案，还是进一步完善检测，更换治疗药物方案。

抗病毒治疗开始后，需定期接受随访。通过定期随访、检测、检查，有助于评估治疗效果、药物不良反应、有无耐药以及对病情转归进行跟踪观察，判断疾病发展。同时，通过随访管理可获得心理疏导、心理支持，进一步提高生活质量。

（五）抗病毒治疗是免费的吗？

我国对艾滋病病毒感染者和病人提供免费抗病毒治疗药物政策。在国家免费艾滋病抗病毒治疗药物目录内的药物，由专业医生确定治疗方案并开具处方。除此之外，国家为接受抗病毒治疗的艾滋病病毒感染者免费提供以下检测：每年1次反映身体免疫力的$CD4^{+}T$淋巴细胞检测（西藏每年提供2次）；每年1次反映抗病毒治疗效果的病毒载量检测；为治疗失败的病人提供每年1次艾滋病病毒耐药检测。

国家提供的免费药物治疗和检测可以满足感染者的基本需求。依据感染者病情变化，可以根据需要增加检测频次和检测项目。

七、感染者的权利与义务

（一）感染者的权利

《艾滋病防治条例》对艾滋病病毒感染者和艾滋病病人的权利作了明确规定，包括：

任何单位和个人不得歧视艾滋病病毒感染者、艾滋病病人及其家属；

艾滋病病毒感染者、艾滋病病人及其家属享有的婚姻、就业、就医、入学等合法权益受法律保护。

未经本人或者其监护人同意，任何单位或者个人不得公开艾滋病病毒感染者、艾滋病病人及其家属的姓名、住址、工作单位、肖像、病史资料以及其他可能推断出其具体身份的信息。

医疗机构不得因就诊的病人是艾滋病病毒感染者或者艾滋病病人，推诿或者拒绝对其其他疾病进行治疗。

（二）感染者的义务

同时，《艾滋病防治条例》也规定了艾滋病病毒感染者和艾滋病病人应当履行相应的义务：

艾滋病病毒感染者和艾滋病病人应当接受疾病预防控制机构或者出入境检验检疫机构的流行病学调查和指导；

将其感染或者发病的事实及时告知与其有性关系者；

就医时，将其感染或者发病的事实如实告知接诊医生；

采取必要的防护措施，防止感染他人；

不得以任何方式故意传播艾滋病，艾滋病病毒感染者或者艾滋病病人故意传播艾滋病的，依法承担民事赔偿责任；构成犯罪的，依法追究刑事责任。

（三）故意传播的法律责任

《中华人民共和国传染病防治法》第七十七条规定：单位和个人违反本法规定，导致传染病传播、流行，给他人人身、财产造成损害的，应当依法承担民事责任。

《艾滋病防治条例》第六十二条规定：艾滋病病毒感染者或者艾滋病病人故意传播艾滋病的，依法承担民事赔偿责任；构成犯罪的，依法追究刑事责任。

《中华人民共和国刑法》第三百六十条规定：明知自己患有梅毒、淋病等严重性病卖淫、嫖娼的，处五年以下有期徒刑、拘役或者管制，并处罚金。

2017年7月25日起施行的《最高人民法院、最高人民检察院关于办理组织、强迫、引诱、容留、介绍卖淫刑事案件适用法律若干问题的解释》（法释〔2017〕13号）规定：明知自己患有艾滋病或者感染艾滋病病毒而卖淫、嫖娼的，依照刑法第三百六十条的规定，以传播性病罪定罪，从重处罚。

具有下列情形之一，致使他人感染艾滋病病毒的，认定为刑法第九十五条第三项“其他对于人身健康有重大伤害”所指的“重伤”，依照刑法第二百三十四条第二款的规定，以故意伤害罪定罪处罚：

（1）明知自己感染艾滋病病毒而卖淫、嫖娼的；

（2）明知自己感染艾滋病病毒，故意不采取防范措施而与他人发生性关系的。

具有下列情形之一的，应当认定为“明知”：

（1）有证据证明曾到医院或者其他医疗机构就医或者检查，被诊断为患有严重性病的；

（2）根据本人的知识和经验，能够知道自己患有严重性病的；

（3）通过其他方法能够证明行为人是“明知”的。

故意传播艾滋病的行为，不仅是对社会公德和良风善俗的侵害，更是对他人的身心健康构成极大伤害。我国对艾滋病病毒感染者一方面提供了“四免一关怀”的关怀救助政策，同时，对明知自己感染艾滋病病毒而故意报复社会、故意传播他人将受到法律的惩处，充分体现了艾滋病防治工作坚持预防为主、防治结合的方针，坚持依法防控，源头防控，综合治理的原则。

（四）警示案例

案例1：感染艾滋病病毒后仍从事卖淫活动被判传播性病罪

根据浙江检察网。2018年4月11日，小芳因卖淫被衢州市公安局衢江分局行政拘留五日，同时，小芳被衢州市疾病预防控制中心确诊患有艾滋病。

2018年8月，执迷不悟的小芳在明知自己患有艾滋病的情况下，租住了衢江城区一房子继续从事卖淫活动。2018年11月19日晚上，小芳在出租房门口招揽卖淫生意，与一男子阿亮（化名）就卖淫价格达成一致后，小芳与阿亮在租住的后院房间内发生了性关系，被公安机关查获，小芳和阿亮对卖淫嫖娼行为供认不讳。

法院审理认为，被告人小芳明知自己患有艾滋病而卖淫，其行为已构成传播性病罪。根据2017年7月最高人民法院、最高人民检察院《关于办理组织、强迫、引诱、容留、介绍卖淫刑事案件适用法律若干问题的解释》的规定，明知自己患有艾滋病或者感染艾滋病病毒而卖淫、嫖娼的，从重处罚。2019年4月10日，衢州市衢江区人民法院作出一审判决，以传播性病罪判处小芳有期徒刑一年六个月，并处罚金人民币二千元。

案例2：感染艾滋病病毒后仍与他人发生性行为被判故意伤害罪

根据中国裁判文书网。2014年6月18日，被告人陈某某确证为HIV-1抗体阳性（+）。简阳市疾病预防控制中心（以下简称简阳疾控中心）将确证结果电话告知了陈某某。被告人陈某某未进行治疗，并于2016年下半年，陆续通过“Blued”手机社交软件结识当时均系未成年人的王某樊、王某成、曹某、周某龙，在故意不采取防范措施的情况下与几人发生同性性关系。2018年5月左右起，陈某某与周某龙同居并多次在故意不采取防范措施的情况下与其发生性关系。2019年4月18

日，周某龙经简阳疾控中心确证为HIV-1抗体阳性（+）。

法院认为，被告人陈某某明知自己感染艾滋病病毒，故意不采取防范措施而与被害人周某龙发生性行为，致被害人感染艾滋病病毒的行为已构成了故意伤害罪，依法应当追究刑事责任。2019年12月30日，四川省简阳市人民法院作出一审判决，被告人陈某某犯故意伤害罪，判处有期徒刑三年二个月。

附相关法律条文：《中华人民共和国刑法》

第二百三十四条故意伤害他人身体的，处三年以下有期徒刑、拘役或者管制。

犯前款罪，致人重伤的，处三年以上十年以下有期徒刑；致人死亡或者以特别残忍手段致人重伤造成严重残疾的，处十年以上有期徒刑、无期徒刑或者死刑。本法另有规定的，依照规定。

八、艾滋病与毒品

（一）什么是毒品？

根据《中华人民共和国刑法》第357条规定，毒品是指鸦片、海洛因、甲基苯丙胺（冰毒）、吗啡、大麻、可卡因以及国家规定管制的其它能够使人形成瘾癖的麻醉药品和精神药品。我国《麻醉药品品种目录（2013年版》和《精神药品品种目录（2013年版》中列明了121种麻醉药品和149种精神药品。毒品分为传统毒品、合成毒品以及新精神活性物质（新型毒品）。

（二）常见的毒品

1. 传统毒品

传统毒品一般指鸦片、流行较早海洛因等阿片类的毒品。传统毒品通过罂粟等植物提取，包括鸦片、海洛因、可卡因、大麻等。

在传统毒品中，海洛因已成为当前滥用最为广泛的毒品之一。海洛因是一种强烈的神经抑制剂，多数为白色结晶粉末。它出现最初使人出现兴奋的表象，但很快便进入抑制状态，身体各器官、组织的正常功能受到干扰和抑制，特别是对呼吸中枢产生严重的麻痹作用，可导致吸毒者死亡。

2.合成毒品

所谓“合成毒品”，是相对鸦片、海洛因这一类传统麻醉毒品而言的。合成毒品是以化学合成为主的一类精神药品，包括冰毒、麻古、摇头丸、“开心水”、“神仙水”等毒品。合成毒品直接作用于人的中枢神经系统，有的有兴奋作用、有的有致幻作用，也有的有中枢抑制作用。

例如冰毒，长期滥用可造成慢性中毒、体重下降、消瘦、溃疡、脓肿、指甲脆化和夜间磨牙。过量使用冰毒可导致急性中毒甚至死亡。

摇头丸同时存在使人产生兴奋和幻觉状态的作用，服用后表现为活动过度、情感冲动、嗜舞、偏执、妄想、自我约束力下降以及幻觉和暴力倾向。严重者可产生惊厥、脑出血、循环性虚脱、昏迷、死亡。

3. 新型毒品（新精神活性物质）

新精神活性物质，又称“策划药”或“实验室毒品”，是不法分子为逃避打击而对管制毒品进行化学结构修饰得到的毒品类似物，具有与管制毒品相似或更强的兴奋、致幻、麻醉等效果。

新精神活性物质通常分为以下几类：氯胺酮（K粉）、合成大麻素类（“上头电子烟”、“小树枝”等）、卡西酮类、芬太尼类、苯乙胺类、哌嗪类、色胺类（“零号胶囊”主要成分）、植物类（恰特草、鼠尾草、帽蕊木等）。以上类别中，合成大麻素类和卡西酮类包含的物质数量最多，其滥用也最为严重。

滥用新精神活性物质可直接破坏大脑功能，导致神经中毒反应和精神分裂症状，过量服用会诱发急性精神障碍或急性心脑疾病，并且这种危害是很难恢复的。近年来欧美国家已报告发生过上百起因吸食新精神活性物质致死的案例。

（三）防艾抗艾，拒绝毒品

1. 吸毒是传播艾滋病的温床

共用针具注射吸毒是传播艾滋病及乙型、丙型病毒性肝炎等疾病的重要途径之一；而随着时代的发展，毒品种类越来越多样，特别是新型毒品层出不穷，多数新型毒品有使人性兴奋或丧失个人意识的作用，加剧感染艾滋病的风险。

毒品不仅从肉体上、精神上毁灭吸毒者，还祸及家庭、危害社会。许多吸毒者为了购买毒品耗尽正当收入，不得不变卖家产，四处举债，最后家破人亡，走上抢劫、偷窃、以贩养吸等犯罪的道路。

2. 上瘾容易戒毒难

毒品损害的是人的神经中枢，长期吸食就会导致不可逆的精神和生理异常。毒品使吸毒者在生理和心理上产生依赖性。不同的毒品摄入体内，有各自的毒副反应及产生戒断症状，一旦开始戒毒，就会出现戒断反应，对健康形成直接而严重的危害。而吸毒成瘾的最大问题是精神依赖（即心瘾），戒毒所和戒毒医疗机构可以帮助吸毒人员缓解和消除生理的成瘾，但很难帮助其解决内心深处的精神依赖。戒毒人员很容易受到环境、圈子、情绪、人物等影响，产生强烈的吸食冲动。

3. 拒绝毒品 共抗艾滋

（1）接受毒品基本知识和禁毒法律法规教育，牢记“四知

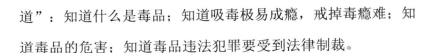

道”：知道什么是毒品；知道吸毒极易成瘾，戒掉毒瘾难；知道毒品的危害；知道毒品违法犯罪要受到法律制裁。

（2）不结交有吸毒、贩毒行为的人。如发现有亲朋好友有吸毒、贩毒行为，一要劝阻，二要远离，三要报告公安机关。

（3）不听信毒品能治病、毒品能解脱烦恼和痛苦、毒品能给人带来快乐等各种花言巧语。

（4）树立正确的人生观、价值观。养成良好的行为习惯，杜绝吸烟、酗酒等不良嗜好，不涉足容易滋生“黄赌毒”等行为的违法犯罪场所，绝不吸食摇头丸、K粉等。

（5）即使自己在不知情的情况下，被引诱、欺骗吸毒一次，也要珍惜自己的生命，坚决不吸第二次、第三次。

九、感染案例

（一）演艺中心一夜情，不料感染艾滋病

40多岁的阿拉，在本地经营了一家小餐馆，闲来无事的时候经常去演艺中心和朋友喝酒跳舞。因为经营一家小餐馆，阿拉的生活还算是小资，所以在演艺中心出手十分大方。渐渐地阿拉就成了演艺中心的熟客，在这儿结识了很多朋友，当然也受到了很多女性朋友的欢迎。

好景不长，上个月阿拉莫名其妙的“感冒了”，持续的高烧起小疹子，吃药打针一直都没有好转，于是他到了医院进一步检查治疗，听了阿拉的描述以后，医生让他抽血检查，不查不知道，一查吓一跳！竟然是感染了艾滋病病毒。

拿到化验单的阿拉一下子就跌坐在了椅子上，经过医生的多次询问，阿拉才道出实情。原来，经常出入演艺中心的阿拉在这里认识了很多女性朋友，双方熟识以后，便发生了一夜

情，但是有时候因为没有做好保护措施，进而导致阿拉感染了艾滋病病毒。

（二）花季少女交友以为遇“真爱”，没想却遇艾滋病

小宇是个十分漂亮的女孩，在学校里也拥有很多的追求者，但是小宇都并没有太在意。然而在一次偶然的机会中，小宇认识了校外男士青峰，以为是遇到了甜美的真爱，却没想到……

起初的时候，青峰经常通过网络找小宇聊天，并且送小宇一些小礼物，对小宇十分体贴。二人逐渐地相熟起来后，青峰就经常到学校来邀请小宇吃饭，并带小宇外出游玩。

某一天，青峰对小宇提出了做恋人的请求，小宇回想起青峰之前对自己的体贴，感觉是遇到了真爱，便欣然答应。交往一段时间以后，双方就发生了性行为，但是只在排卵期采取了使用安全套（避孕套）的保护措施。

某天，小宇外出游玩的时候看到了有志愿者在进行艾滋病科普宣传，了解了艾兹病相关知识，随后小宇前往医院主动进行检测，不幸最后却查出感染了艾滋病病毒。

（三）看外表觉得不会感染艾滋病病毒，唯一一次没有做保护措施就被感染

20出头的小白是某大学的学生，很早就知道自己喜欢男生。经验丰富的小白深知未做保护措施的性行为是高风险性行为，因此他在每一次网约性行为的过程中都谨记着“全程正确使用质量合格的安全套”这一防艾法则。

这一天，小白熟练地刷着交友软件，并主动约了一个心仪的对象。当天晚上,两人看了场电影后，便到学校旁的酒店安排了一次网约性行为。那晚，对方向小白提出了不戴套的要求。面对眼前这个心仪对象，小白觉得对方身材健硕，应该没有什么问题，便进行了一次无保护的性行为。

不久后，小白在手术的术前检查中筛查出艾滋病病毒阳性。小白回想起近期所有的性行为，只有那一晚是没有使用安全套的，他怎么也没有想到，就是那一次的无套性行为感染了艾滋病病毒。

（四）外出打工觉寂寞，娱乐场所找欢乐，感染艾滋无后悔药

30多岁的老曾在一个装修队做装修工作，由于独自在外务工，经常觉得自己寂寞，找不到地方排解。在一天晚上，老曾和几个工友一起外出吃烧烤喝啤酒，之后一位工友说带他们去一个“好耍”的地方，老曾也没有拒绝，一起前往。在一个昏暗的房间里面，坐着几个穿着很暴露的女人，一看曾某他们进去，便围了过来，化着浓妆的女人把曾某往里面拉。曾某说：“那个女的看起来跟我差不多的年纪，很丰满，穿了一件若隐若现的连衣裙，很快她就把我的衣服和她的衣服脱光了，我只觉得全身热血沸腾，再也稳不住了，一下就把她按在了床上……”。

从此以后，老曾经常出入这样的场所。后来在一次工作中，老曾出了意外，被工友送到医院治疗，没想到却查出了艾滋病，老曾回想起来自己经常出入的场所后悔不已，想到以后的生活就非常沮丧，“世界上什么都有卖的，就是没有卖后悔药的，我现在都不敢和家里人说，每天上班都无精打采的，老做错事，说不定我哪天就死了，怎么对得起我的老母亲和娃娃啊！”说到这里，老曾已经泪如雨下。

参考文献

[1]中华医学会感染病学分会艾滋病丙型肝炎学组,中国疾病预防控制中心.中国艾滋病诊疗指南（2021年版）[J].中国艾滋病性病,2021,27(11):1182-1201.

[2]国家卫生健康委员会疾病预防控制局.2021年全国法定传染病疫情概况[J].中国病毒病杂志,2022,12(03):236.

[3]UNAIDS. Global HIV & AIDS statistics — Fact sheet. [EB/OL]. [2023-11-6]. https://www.unaids.org/en/resources/fact-sheet.

[4]中华人民共和国国家卫生健康委员会.艾滋病和艾滋病病毒感染诊断：WS 293-2019[S].北京：中国标准出版社，2019.

[5]徐俊杰，黄晓婕，刘昕超等.中国HIV暴露前预防用药专家共识［J］.中国艾滋病性病，2020,26(11)：1265-1271.

[6]中国疾病预防控制中心性病艾滋病预防控制中心.艾滋病病毒暴露后预防技术指南（试用）.[EB/OL].（2020-11-16）[2022-12-29].https://ncaids.chinacdc.cn/tzgg_10268/202011/t20201116_222780.htm.

[7]中国疾病预防控制中心性病艾滋病预防控制中心.艾滋病自愿咨询检测工作指南（2021版）.[EB/OL].（2022-08-30）[2022-12-28].https://ncaids.chinacdc.cn/tzgg_10268/202208/t20220831_261035.htm.

[8]中国疾病预防控制中心性病艾滋病预防控制中心.艾滋病自我检测指导手册.[EB/OL].（2019-10-25）[2022-12-28].https://ncaids.chinacdc.cn/xxgx/jszl/202011/t20201123_222904.htm.

[9].中国疾病预防控制中心性病艾滋病预防控制中心.国家免费艾滋病抗病毒药物治疗手册（第5版）[M].北京：人民卫生出版社，2023.

[10]中国疾控艾防中心.治疗小贴士(1).(2022-05-18) [2022-12-27].https://mp.weixin.qq.com/s/3_YV8_nAYEH1OmTQdJ9R3A.

[11]中国疾控艾防中心.治疗小贴士(2).(2022-06-15) [2022-12-27].https://mp.weixin.qq.com/s/urOtx6bfAoRLrxePhlF-Rw.

[12]中国疾控艾防中心.治疗小贴士(5).(2022-07-20) [2022-12-27].https://mp.weixin.qq.com/s/AnqmuKBkXQz260qNZUY81Q.

[13]中国政府网.艾滋病防治条例.[EB/OL].[2023-01-10].http://www.gov.cn/zhengce/2020-12/27/content_5573544.htm.

[14]浙江检察网.明知身患艾滋仍卖淫女子传播性病被判刑.[EB/OL].（2019-04-12）[2023-01-10].http://www.zjjcy.gov.cn/art/2019/4/12/art_31_69061.html.

[15]中国禁毒.国家禁毒办权威发布毒品基础知识.（2018-06-27）[2022-12-27].https://mp.weixin.qq.com/s/T09CYzwEMVfA6LcdWVipHA.

[16]韩孟杰.我国艾滋病流行形势分析和防治展望[J].中国艾滋病性病,2023,29(03):247-250.

དང་པོ། ཨེ་ཛི་ནད་ཀྱི་ངོ་སྤྲོད་མདོར་བསྡུས།

ཨེ་ཛི་ནད་(AIDS)ནི་གནོད་འཚེ་ཆེ་ཞིང་ཕོག་ནས་ཤི་ཚད་མཐོ་བའི་འགོས་ནད་ཚབས་ཆེན་ཞིག་རེད། ད་ལྟའི་བར་ད་དུང་ཨེ་ཛི་ནད་རྩ་བ་ནས་བཅོས་ཐུབ་པའི་ཐབས་ཤེས་མེད་ལ། མ་འགོས་པར་བྱེད་པའི་སྔོན་འགོག་གི་སྨྱུག་ཁོ་ཆོད་པའི་རིམས་འགོག་སྨན་ཁབ་ཅིག་ཀྱང་མེད། ནད་གཞི་སྔོན་འགོག་བྱེད་པའི་བརྒྱུད་རིམས་འགོག་སྣ་ཁབ་ཀྱང་མེད། འོན་ཀྱང་དུག་གནོན་སྨན་རྫས་ཀྱིས་སྨན་བཅོས་ཚད་ལྡན་བྱས་ན། ནད་དུག་མི་འཕེལ་བའི་སྔོན་འགོག་དང་འགོས་ཁྱབ་འགྲོ་བའི་ཉེན་ཁ་ཆུང་དུ་བཏང་ནས། ནད་ལངས་ཚད་ནར་འགྱངས་ཐུབ་པ་དང་ཚེ་སྲོག་རིང་དུ་གཏོང་ཐུབ། ཨེ་ཛིའི་ནད་དུག་གི་ནད་རྐྱེན་ཕྲ་རབ་ནི་མིའི་རིགས་ཀྱི་རིམས་འགོག་ནུས་པ་ཉམས་པར་བྱེད་པའི་ནད་དུག (Human immuno deficiency virus，HIV) སྟེ་ཨེ་ཛིའི་ནད་དུག་ཀྱང་ཟེར་གྱི་ཡོད། ཨེ་ཛིའི་ནད་དུག་གིས་མིའི་ལུས་ཕུང་གི་རིམས་འགོག་མ་ལག་ལ་གཏོར་སྐྱོན་བཏང་ནས་རིམས་འགོག་ནུས་ཤུགས་ཆ་མི་ཚང་བར་བཟོས་ཏེ། རིམ་གྱིས་ནད་རིགས་འགོག་པའི་ནུས་པ་ཉམས་ཀྱི་ཡོད། གལ་ཏེ་ཚད་ལྡན་སྨན་བཅོས་མཐའ་འཁྱོངས་མ་བྱས་ན། ནད་ལངས་རྗེས་ཀོ་སྐབས་རང་བཞིན་གྱི་གཉན་ཚད་དང་འབྲས་སྐྲན་སོགས་

ཀྱི་ནད་གཞི་ཕོག་སླ་བས། ནད་བབ་ཇེ་སྡུག་ཏུ་འགྲོ་མགྱོགས་པ་མ་ཟད་ནད་གཞི་སྨན་བཅོས་བྱེད་དཀའ་ལ་ཤི་ཡང་སླ་པོ་ཡོད།

ཨེ་ཛིའི་ནད་དུག་འགོས་པའི་མིའི་ཟུངས་ཁྲག་དང་། ཁམས་དཀར། མོ་མཚན་གྱི་ཟགས་རྫས། འོ་མ། རྒྱ་ཁའམ་ཡང་ན་ཐོར་པ་ནས་དོན་པའི་ཆུ་སེར་སོགས་ནང་ཨེ་ཛིའི་ནད་དུག་གནས་ཡོད། ཨེ་ཛིའི་ནད་དུག་གཟུགས་པོའི་ཕྱིར་འཚོ་བའི་ནུས་པ་ཙུང་ཙམ་ཞིང་གཟུགས་པོ་ལས་བྲལ་རྗེས། རྒྱུན་གཏན་གྱི་དྲོད་ཚད་འོག་ཟུངས་ཁྲག་གམ་ཡང་ན་ཟགས་རྫས་ཀྱི་ནང་དུ་དུས་ཡུན་ཆུ་ཚོད་ཁ་ཤས་ནས་ཉིན་འགའ་མ་གཏོགས་འཚོ་མི་ཐུབ་ཅིང་། རང་བྱུང་གི་ཆ་རྐྱེན་འོག་མྱུར་བར་ཤི་འགྲོ་ཡི་ཡོད། དུག་སེལ་གཤེར་ཁུ་དཀྲུས་མར་དཔེར་ན། རྒྱུན་སྤྱོད་གར་སྣའི་དུག་སེལ་ཏེན་ཁུ་དང་། ཁིལ་ལྷན་དུག་སེལ་སྨན་རྫས (84དུག་སེལ་གཤེར་ཁུ་གསལ་བཤད་ལྟར་སྣ་ཙ་གཏོང་དགོས) ཨ་རག་ཉིང་ཁུ (ཅིའུ་ཅིན) 75%འམ་ཡང་ན་དྲོད་ཚད་མཐོ་པོ (ཧྲེ་ཧྲི་ཏུའུ་100སྐར་མ་20) སོགས་ཀྱིས་ཨེ་ཛིའི་ནད་དུག་གསོད་པར་ནུས་པ་ཐོན་གྱི་ཡོད།

གཉིས་པ། ཨེ་ཛི་ནད་དར་ཁྱབ་ཀྱི་གནས་བབ།

1981ལོར་ཕྱི་རྒྱལ་དུ་ཨེ་ཛི་ནད་ཀྱི་ནད་པ་ཐོག་མ་དེ་ཐོན་པའི་སྐད་སེང་ཞུས་ཡོད་པ་དང་། རང་རྒྱལ་དུ་1985ལོར་ཨེ་ཛིའི་ནད་དུག་འགོས་པའི་ནད་པ་ཐོག་མ་དེ་ཐོན་པའི་སྐད་སེང་ཞུས་ཡོད། བོད་རང་སྐྱོང་ལྗོངས་སུ་1994ལོར་ཨེ་ཛིའི་ནད་དུག་འགོས་པའི་ནད་པ་ཐོག་མ་དེ་ཐོན་པའི་སྐད་སེང་ཞུས་ཡོད། ཨེ་ཛི་ནད་དེ་ང་ཚོ་དང་ཐག་རིང་པོ་མེད། གཅིག་བྱས་ན་ང་ཚོའི་ཉེ་འཁོར་གྱི་མིར་ཡོད་སྲིད།

གཅིག གོ་ལ་ཧྲིལ་པོར་ཁྱབ་ཚུལ།

མཉམ་འབྲེལ་རྒྱལ་ཚོགས་ཨེ་ཛི་ནད་འཆར་འགོད་རྩའི་ཚོད་དཔག་ལྟར་ན། 2022ལོའི་ལོ་མཇུག་བར་ལ་སླེབས་དུས་གོ་ལ་ཧྲིལ་པོར་ཨེ་ཛིའི་ནད་དུག་འགོས་པ་དང་ཨེ་ཛིའི་ནད་པ་HIV/AIDSཁྲི་3900གསོན་པོར་གནས་ཡོད་ཅིང་། རིམ་རྩིས་བྱས་ན་མི་ཁྲི་4040ཨེ་ཛི་ནད་དང་འབྲེལ་བ་ཡོད་པའི་ནད་གཞི་ཡི་རྐྱེན་གྱིས་ཤི་ཡོད། དེའི་ཁྲོད་2022ལོར་ཚོད་དཔག་བྱས་ན་ཨེ་ཛིའི་ནད་པ་ཁྲི་130གསར་སྟོན་བྱུང་ཡོད་པ་དང་། ལོ་དེར་མི་ཁྲི་63ཙམ་ཨེ་ཛའི་ནད་དང་འབྲེལ་

བའི་ནད་རྐྱེན་གྱིས་ཤི་ཡོད། ཆ་སྙོམས་བྱས་ན་སྐར་མ་གཅིག་ནང་མི་གཅིག་རེ་ཤི་ཡི་ཡོད།

གཉིས། སྤྱང་གོའི་སྐམ་ས་ཆེན་པོར་ཁྱབ་ཚུལ།

2022ལོའི་ལོ་མཇུག་བར་རང་རྒྱལ་དུ་ཨེ་ཙིའི་ནད་དུག་འགོས་པ་དང་ཨེ་ཙིའི་ནད་པ་（HIV/AIDS）ཁྲི་122.3གསོན་པོར་གནས་ཡོད། 2019ལོར་ཨེ་ཙིའི་ནད་དུག་འགོས་པ་དང་ཨེ་ཙིའི་ནད་པ་ཁྲི་15.1གསར་དུ་ཐོན་ཡོད་པ་དང་། 2020ལོ་ནས་2022ལོ་བར་གྱི་གསར་དུ་ཐོན་པའི་ནད་པ་ནི་ཁྲི་13.1དང་། ཁྲི་12.9 ཁྲི་10.7བཅས་ཡིན། 2022ལོར་གསར་དུ་ཐོན་པའི་ནད་པ་ཕོ་མོའི་བསྡུར་ཚད་ནི་3.6:1ཡིན་ཅིང་དེའི་ནང་ལོ་50ཡན་གྱི་ནད་པས་48.1%ཟིན་ཡོད། རྒྱལ་ཁབ་ནད་རིགས་སྔོན་འགོག་ཚོད་འཛིན་ཚུས་ཀྱིས་ཁྱབ་བསྒྲགས་བྱས་པའི་གྲངས་གཞི་ལས་མངོན་པར། 2022ལོའི་ཟླ་9པའི་ཟླ་མཇུག་བར། རང་རྒྱལ་དུ་ཨེ་ཙིའི་ནད་དུག་འགོས་པ་དང་ཨེ་ཙིའི་ནད་པ་ཁྱོན་ཁྲི་121.5ཙམ་ཟིན་ཡོད་པ་དང་ཁྱོན་མི་ཁྲི་40.8ཤི་ཡོད། རྒྱལ་ཁབ་འཕྲོད་བསྟེན་བདེ་ཐང་ཨུ་ལྷན་གྱིས་ཁྱབ་བསྒྲགས་བྱས་པའི་2021ལོའི་རྒྱལ་ཡོངས་ཀྱི་ཁྲིམས་བཀོད་འགོས་ནད་ཀྱི་རིམས་ནད་ལས་མངོན་པར། 2021ལོར་རང་རྒྱལ་དུ་ཨེ་ཙི་ནད་ཐོག་ནས་མི་19623ཤི་བ་དང་། ལོ་དེར་ཁྲིམས་བཀོད་འགོ་ནད་ཀྱིས་ཤི་ཚད་གྲངས་འཐོར་

ཨང་དང་པོར་སླེབས་ཡོད། རྒྱལ་ཁབ་ནད་རིགས་སྔོན་འགོག་དང་ཚོད་འཛིན་ཙུས་ཀྱི་ཁྱབ་བསྒྲགས་བྱས་པའི་གྲངས་གཞི་ལས་སྔོན་པར་གཞིགས་ན། 2023ལོའི་ཟླ་7པར་ནད་པ་1749དང་། ཟླ་8པར་ནད་པ་1890 ཟླ་9པར་ནད་པ་1693བཅས་ཨེ་ཛི་ནད་ཐོག་ནས་ཤི་ཡོད་པ་ཚང་མ་ཟླ་དེའི་ཁྲིམས་བཀོད་འགོས་ནད་ཤི་ཚད་ཨང་དང་པོར་སླེབས་ཡོད།

གསུམ་པ། ཨེ་ཛི་ནད་ཀྱི་ནད་ཐོག་གི་མངོན་རྟགས།

ཨེ་ཛི་ནད་དང་ཐོག་འགོས་པ་ནས་མཐའ་མའི་དུས་མཇུག་བར་ནི་ཡུན་རིང་ལ་རྣོག་འཛིང་ཆེ་བའི་བརྒྱུད་རིམ་ཞིག་ཡིན་པ་མ་ཟད། ནད་ཀྱི་དུས་མཚམས་མི་འདྲ་བར་ཨེ་ཛིའི་ནད་དུག་དང་འབྲེལ་ཡོད་ནད་ཐོག་གི་མངོན་རྟགས་འདྲ་མིན་སྣ་ཚོགས་ཡོད། ནད་དུག་འགོས་རྗེས་ཀྱི་ནད་ཐོག་གི་མངོན་རྟགས་ལ་གཞིགས་ནས་ཨེ་ཛིའི་ནད་དུག་འགོས་པའི་བརྒྱུད་རིམ་སྤྱིལ་པོར་དུས་མཚམས་གསུམ་ལ་དབྱེ་ཆོག་པ་སྟེ། དོས་དྲག་གི་སྐབས་དང་། ནད་རྟགས་མེད་པའི་སྐབས། ཨེ་ཛི་ནད་ན་བའི་སྐབས་བཅས་རེད།

དམིགས་བསལ་དོ་སྣང་བྱེད་དགོས་པ་ཞིག་ནི། དོས་དྲག་སྐབས་དང་ནད་རྟགས་མེད་པའི་སྐབས་སུ་ནད་དུག་འགོས་པའི་མི་ལ་གཟུགས་པོ་མི་བདེ་བ་དང་ནད་རྟགས་དམིགས་བསལ་མེད་ཅིང་། ཨེ་ཛིའི་ནད་དུག་འགོས་པའི་མི་ལ་ནད་མ་ལངས་གོང་ཕྱི་ཚུལ་ནས་བལྟས་ན་རྒྱུན་གཏན་གྱི་མི་དང་ཁྱད་པར་གང་ཡང་མེད་པས། ཕྱི་ཚུལ་ནས་ཨེ་ཛིའི་ནད་དུག་འགོས་ཡོད་མེད་ལ་བརྟར་ཤ་གཏན་ནས་གཅོད་མི་ཐུབ། བརྟག་དཔྱད་བྱ་རྒྱུ་ནི་ཨེ་ཛིའི་ནད་དུག་འགོས་ཡོད་མེད་ཀྱི་ཐབས་ལམ་གཅིག་པུ་དེ་རེད། དོས་དྲག་སྐབས་དང་ནད་རྟགས་མེད་

པའི་སྐབས་སུ་ནད་དུག་འགོས་པའི་མི་ལ་ཕྱི་ཚུལ་ནས་ནད་རྟགས་མངོན་གྱི་མེད་ནའང་སྟེར་བཞིན་མི་གཞན་ལ་འགོ་བའི་རང་བཞིན་ལྡན་ཡོད།

གཅིག དོས་དྲག་སྐབས།

སྤྱིར་ན་ཨེ་ཛིའི་ནད་དུག་འགོས་ནས་ཟླ་6ནང་ཙམ་དུ་ཐོན་གྱི་ཡོད། ནད་ཐོག་གི་མངོན་ཚུལ་ལ་རྟག་ཏུ་ཚ་བ་རྒྱག་པ་རྒྱུན་དུ་མཐོང་རྒྱུ་ཡོད་ཅིང་། དེ་དང་སྦྲགས་ནས་མིད་པ་ན་བ་དང་། གྲང་རྫུལ་ཐོན་པ། སྐྱུག་མེར་ལང་བ། སྐྱུག་པ་ཤོར་བ། གྲོད་ཁོག་བཤལ་བ། པགས་འབྲུམ་ལངས་པ། རུས་ཚིགས་ན་བ། རྨིན་འབྲས་སྐྲངས་པ། དེ་བཞིན་མགོ་ན་བ་སོགས་དབང་རྩའི་མ་ལག་གི་ནད་རྟགས་ཐོན་གྱི་ཡོད། ནད་པ་མང་ཆེ་བའི་ནད་རྟགས་ཅུང་ཡང་ཞིང་། གཟའ་འཁོར་གཅིག་ནས་གསུམ་བར་གྱི་རྗེས་སུ་རང་བཞིན་དུ་འཇགས་ཀྱི་ཡོད། ནད་དུག་འགོས་པའི་མི་ཁག་གཅིག་ལ་སོ་སོ་རང་ཉིད་ལ་ཚོར་བའི་ནད་རྟགས་ཐོན་མེད་པའང་ཡོང་སྲིད། དུས་མཚམས་འདིར་དམིགས་བསལ་གྱི་ནད་རྟགས་སམ་ཡང་ན་ལུས་པོ་མི་བདེ་བ་མེད་པའི་དབང་གིས་རྒྱུན་དུ་སྣང་ཆུང་ཤོར་གྱི་ཡོད།

གཉིས། ནད་རྟགས་མེད་པའི་སྐབས།

རྒྱུན་མཐུད་དུས་ཡུན་ལོ་བཞི་ནས་ལོ་བརྒྱད་བར་རེད། ནད་དུག་འགོས་པའི་

མི་ཉུང་ཤས་ཀྱི་རྒྱུན་མཐུད་དུས་ཡུན་ལོ་བཅུ་ཡན་ཟིན་གྱི་ཡོད། དུས་མཚམས་འདིར་ནད་དུག་འགོས་པའི་མིར་ནད་རྟགས་མེད་པས། རྒྱུན་གཏན་ལྟར་ལས་ཀ་བྱེད་པ་དང་འཚོ་བ་སྐྱེལ་ཐུབ་ཀྱི་ཡོད། འོན་ཀྱང་ཨེ་ཊེའི་ནད་དུག་འགོས་པའི་མིར་ནད་རྟགས་མེད་ནའང་གཟུགས་པོར་གནོད་འཚེ་མེད་པ་མཚོན་གྱི་མེད། ཨེ་ཊེའི་ནད་དུག་འགོས་ཕྱིན་ནད་དུག་འགོས་པའི་མིའི་གཟུགས་པོའི་ནང་དུ་ནད་དུག་ཟམ་མི་ཆད་པར་འཕེལ་ནས་མིའི་གཟུགས་པོའི་རིམས་འགོག་ནུས་ཤུགས་མ་ལག་ལ་གནོད་སྐྱོན་བཏང་སྟེ་གཟུགས་པོས་ནད་རིགས་འགོག་པའི་ནུས་པ་ཆུང་དུ་འགྲོ་ཡི་ཡོད།

གསུམ། ཨེ་ཊེ་ནད་ན་བའི་སྐབས།

ཨེ་ཊེའི་ནད་དུག་འགོས་རྗེས་ཀྱི་དུས་མཚུག་ཏུ་ནད་དུག་གཟུགས་པོའི་ནང་དུ་ཡུན་རིང་འཕེལ་ནས་མིའི་གཟུགས་པོའི་རིམས་འགོག་ནུས་ཤུགས་མ་ལག་ལ་མུ་མཐུད་གནོད་སྐྱོན་གཏོང་བ་དང་། CD4^{+T}ཆེན་བུའི་གཤེར་ཕྲ་ཕུང་གི་གྲངས་འབོར་ཡང་མུ་མཐུད་ཉུང་དུ་འགྲོ་ཡི་ཡོད། དུས་མཚམས་འདིར་ནད་ཐོག་གི་མངོན་ཚུལ་གཙོ་བོ་ནི་ཨེ་ཊེའི་ནད་དུག་དང་འབྲེལ་བ་ཡོད་པའི་ནད་རྟགས་དང་། གཟུགས་པོ་མི་བདེ་བ། དེ་བཞིན་གོ་སྐབས་རང་བཞིན་གྱི་གཉན་ཚད་དང་། འབྲས་སྐྲན་བཅས་ཕོག་གི་ཡོད།

བཞི་པ། ཨེ་ཛི་ནད་ཀྱི་འགོས་ལམ་དང་སྔོན་འགོག

གཅིག ཨེ་ཛི་ནད་ལ་འགོས་ལམ་གང་དག་ཡོད་དམ།

ཨེ་ཛི་ནད་ནི་འགོས་ནད་རང་བཞིན་གྱི་དལ་ནད་ཅིག་ཡིན་པ་དང་། ཨེ་ཛིའི་ནད་དུག་འགོས་པའི་མི་དང་ནད་པ་ནི་འགོས་ཁུངས་ཡིན་པ་མ་ཟད། མི་ཚང་མ་འགོས་སླ་བའི་མི་ཚོགས་རེད། ཨེ་ཛིའི་ནད་དུག་འགོས་པའི་མི་དང་ཨེ་ཛི་ནད་པའི་ཁྲུངས་ཁྲག་དང་། ཁམས་དཀར། མོ་མཚན་ནམ་གསང་ལམ་གྱི་ཟགས་རྫས། འོ་མ། རྒྱ་ཁའི་ཆུ་སེར་བཅས་ཚང་མར་ཨེ་ཛིའི་ནད་དུག་ཡོད།

ཨེ་ཛིའི་ནད་དུག་གི་འགོས་ལམ་གཙོ་བོ་གཤམ་གསལ་གསུམ་སྟེ།

༡ མཚན་མཐའ་ལུས་འབྲེལ་བརྒྱུད་ནས་འགོས་པ།

ལུས་འབྲེལ་ལམ་ཆགས་སྤྱོད་ནི་ཨེ་ཛི་ནད་ཀྱི་འགོས་ལམ་གཙོ་བོ་ཡིན་ཞིང་། དེས་98%ཡན་ཟིན་གྱི་ཡོད། ཨེ་ཛིའི་ནད་དུག་དེ་མཚན་མ་དང་། གཞང་ལམ། ཁ་སྦུག བཅས་སུ་ཆགས་པ་སྤྱོད་སྐབས། ཕོ་མོའི་དབར་དང་སྐྱེས་པ་དང་སྐྱེས་པའི་དབར་གྱི་ཆགས་སྤྱོད་ལས་འགོས་ཀྱི་ཡོད་

ཅིང་། གཞང་ལམ་ཆགས་སྦྱོད་ཀྱི་ཉེན་ཁ་དེ་མཚན་མའི་ཆགས་སྦྱོད་ལས་ཆེ་བ་ཡོད།

(༡) ཆགས་སྦྱོད་དམ་ལུས་འབྲེལ་བརྒྱུད་ཨེ་ཛི་ནད་འགོ་བའམ་མཆེད་པའི་ཉེན་ཁ་ཡོད་དོན་གང་ཡིན་ནམ།

ཨེ་ཛིའི་ནད་དུག་འགོས་པའི་མིའི་ཁམས་དཀར་རམ་གསང་ལམ་གྱི་ཟགས་རྫས་ལ་ཨེ་ཛིའི་ནད་དུག་ཡོད་པས། མཚན་མ་དང་ཁ་སྨུག གཞང་ལམ་བཅས་སུ་ཆགས་པ་སྦྱོད་སྐབས་མཚན་མའམ་སྐྱི་འཕེལ་དབང་པོའི་སྐྱི་ལྤགས་ལ་རྨ་སྲན་བུ་བཟོས་ཏེ། སྐབས་དེ་དུས་ནད་དུག་འགོས་པའི་མིའི་གཤེར་ཁུའི་ནང་གི་ཨེ་ཛིའི་ནད་དུག་ཕ་རོལ་པོའི་གཟུགས་པོར་འགོས་ཀྱི་ཡོད།

(༢) སྐྱེས་པ་དང་སྐྱེས་པའི་དབར་ཆགས་སྦྱོད་སྐབས་ཨེ་ཛིའི་ནད་དུག་དེ་བས་འགོས་སླ་བ་ཡོད་པའི་རྒྱུ་མཚན་གང་ཡིན་ནམ།

སྐྱེས་པ་དང་སྐྱེས་པའི་དབར་ཆགས་པ་སྦྱོད་མཁན་ཚོར་ཨེ་ཛི་ནད་འགོ་བའི་ཉེན་ཁ་ནི་ཆགས་པ་སྦྱོད་སྟངས་དང་ཆགས་པ་སྦྱོད་ཡུལ་མང་ཉུང་དང་འབྲེལ་བ་ཡོད་ཅིང་། གཞང་ལམ་ནང་ཆགས་པ་སྦྱོད་པའི་བསྐུར་གྲངས་དེ་བས་མཐོ་བ་ཡོད། འགོག་སྲུང་མེད་པའི་གཞང་ལམ་ནང་ཆགས་པ་སྦྱོད་པའི་ཉེན་ཁ་དེ་བས་ཆེ་བ་ཡོད། གཞང་ལམ་ཆགས་པ་སྦྱོད་པ་བརྒྱུད་ཨེ་ཛི་ནད་འགོ་སླ་བའི་རྒྱུ་རྐྱེན་གཙོ་བོ་ནི། གཅིག་ནས་གཞང་ལམ་གྱི་ཤ་གནད་གཉེན་པོ་དེ་ཙམ་མེད་པ་དང་གཞང་རྒྱུའི་སྐྱི་ལྤགས་ཅུང་སྲབ་པ་མ་ཟད། དེའི་འོག་ཏུ་ཁྲག་རྩ་ཕྲ་མོ་དུ

མ་ཡོད་པས། གཞང་ལམ་ནང་ཆགས་པ་སྤྱོད་སྐབས་གཞང་ལམ་གྱི་ཤ་གནད་གས་པ་དང་སྐྱི་ལྷུགས་རལ་ནས་ཨེ་ཛིའི་ནད་དུག་ཕ་རོལ་པོའི་གཟུགས་པོར་སིམ་འགྲོ་བ་དང་། གཉིས་ནས་སྐྱེས་པ་དང་སྐྱེས་པའི་དབར་ཆགས་པ་སྤྱོད་མཁན་ཚོ་ཆགས་པ་སྤྱད་ཡུལ་བརྗེ་པོ་ཡང་ཡང་བརྒྱབ་ཀྱི་ཡོད། དེས་ན་སྐྱེས་པ་དང་སྐྱེས་པའི་དབར་ཆགས་པ་སྤྱོད་མཁན་ཚོར་ཨེ་ཛིའི་ནད་དུག་འགོ་བའི་ཉེན་ཁ་དེ་བས་ཆེ་བ་ཡོད། འོན་ཀྱང་ཆགས་པ་སྤྱོད་སྐབས་ཚད་ལྡན་གྱི་སྲུང་ཤུབས་གྱོན་ན་ནད་དུག་འགོས་པའི་ཉེན་ཁ་ཆུང་དུ་གཏོང་ཐུབ།

（༣）རང་གི་བཟའ་ཟླ་མིན་པར་ཆགས་པ་སྤྱད་ན་ནད་དུག་འགོ་བ་དང་མཆེད་པའི་ཉེན་ཁ་ཡོད་དམ།

རང་གི་བཟའ་ཟླ་མིན་པར་ཆགས་པ་སྤྱོད་པ་ནི་སྤྱིར་ན་མི་ཁག་གཅིག་གིས་ཡ་མཚན་དང་སྤྲགས་ཚོར་སྣང་མི་འདྲ་ཞིག་བྱུང་ན་སྙམ་ནས་སྣང་བ་སྐྱིད་ཅིང་འགན་འཁུར་མི་དགོས་པའི་ཆགས་པ་ཡོངས་སུ་སྤྱོད་འདོད་པའམ་ཡང་ན་ལུས་སེམས་ཡུལ་པོར་སེམས་གསོ་ཐོབ་འདོད་པ། ཐ་ན་བུད་མེད་འགའ་ཞིག་ལ་མགོ་སྐོར་ཡང་ཐེབས་ཀྱི་ཡོད། དེ་དག་མང་ཆེ་བས་མཇུག་འབྲས་ལ་བསམ་བློ་ཡེ་ནས་གཏོང་གི་མེད། བཟའ་ཟླ་མིན་པར་ཆགས་པ་སྤྱོད་སྐབས། གལ་ཏེ་བདེ་སྲུང་བྱེད་ཐབས་ཡག་པོ་མ་སྤྱད་ན། མཚན་མའི་འགོས་ནད་དང་ཨེ་ཛི་ནད་ཐོག་པའི་ཉེན་ཁ་ཆེན་པོ་ཡོད། རྒྱུ་མཚན་ནི་བཟའ་ཟླ་མིན་པར་ཆགས་པ་སྤྱོད་མཁན་ཕྱོགས་གཉིས་ཀས་ཕ་རོལ་པོའི་བདེ་ཐང་གི་གནས་ཚུལ་ལ་རྒྱུས་མངའ་

གང་ཡང་མེད་པ་མ་ཟད། ཨེ་ཛིའི་ནད་དུག་འགོས་ཡོད་མེད་དང་ཨེ་ཛི་ནད་ན་ཡོད་པ་ཕྱི་ཚུལ་ནས་ཤེས་མི་ཐུབ། གཞན་ཆགས་སེམས་བཅང་བའི་སྐབས་སུ། བདེ་སྲུང་བྱེད་ཐབས་སྤྱོད་ཁོམ་མ་བྱུང་བ་མ་ཟད། བཟའ་ཟླ་མིན་པར་ཆགས་སྤྱོད་དང་ལེན་བྱེད་མཁན་དེ་དག་ལ་ལུས་འབྲེལ་ཁ་གཏད་མང་པོ་ཡོད་སྲིད་པས། ནད་དུག་འགོས་པའི་ཉེན་ཁ་དེ་བས་ཆེ་བ་ཡོད།

༢ ཁྲག་བརྒྱུད་ནས་འགོ་བ།

ཨེ་ཛིའི་ནད་དུག་ཡོད་པའི་ཟུངས་ཁྲག་གམ་ཡང་ན་ཁྲག་ལས་བཟོས་པའི་ཐོན་རྫས་བླུགས་ན་ཨེ་ཛི་ནད་འགོ་བའི་ཉེན་ཁ་ཡོད་མོད། འོན་ཀྱང་མིག་སྔར་རང་རྒྱལ་གྱིས་ནད་ཐོག་སྨན་བཅོས་ལ་སྤྱོད་པའི་ཁྲག་དང་ཁྲག་རྫས་བརྒྱུད་ཨེ་ཛིའི་ནད་དུག་གི་ཉིང་སྐྱུར་བརྟག་དཔྱད་བྱེད་ཀྱི་ཡོད་པས། ཁྲག་དང་ཁྲག་རྫས་བརྒྱུད་ཨེ་ཛི་ནད་དགོས་པའི་གནས་ཚུལ་སྔོར་བཏང་གཏན་འགོག་ཐུབ་ཡོད། ཁབ་གཅིག་མི་མང་པོ་མཉམ་དུ་བེད་སྤྱད་ནས་སྦོད་རྩར་དུག་རྫས་བླུགས་པ་དང་། བདེ་འཛུགས་དང་ཚད་ལྡན་མིན་པའི་ཁྲག་དང་འབྲེལ་བ་ཡོད་པའི་གཤགས་བཅོས་དང་། སོ་བཀོག་པ། རྣམ་པ་མཛེས་བཟོ། ཁབ་གཙག་རྒྱག་པ་སོགས་ལས་ཨེ་ཛི་ནད་འགོ་བའི་ཉེན་ཁ་ཡོད།

༣ མ་ནས་བུ་ལྷུག་ལ་འགོ་བ།

ཨེ་ཛིའི་ནད་དུག་འགོས་པའི་སྦྲུམ་མར་ཕྲུ་གུ་འཁོར་སྐབས་དང་། ཕྲུ་གུ་བཙའ་སྐབས། དེ་བཞིན་ཕྲུ་གུ་བཙས་རྗེས་ཨ་མའི་འོ་མ་སྟེར་སྐབས་བཅས་ལ་ཨེ་ཛིའི་ནད་དུག་སྦྲུམ་བུའམ་ཕྲུ་གུ་དམར་འབྱར་ལ་འགོས་པའི་ཉེན་ཁ་ཡོད།

གཉིས། ཨེ་ཛི་ནད་སྔོན་འགོག་ཇི་ལྟར་བྱེད་དགོས་སམ།

མིག་སྔར་ཨེ་ཛི་ནད་ལ་ཕན་ནུས་ཐོན་པའི་ནད་རིགས་སྔོན་འགོག་གི་སྨན་ཁབ་ཅིག་མེད། སྔོན་འགོག་ཞིས་བྱ་ཁོང་དུ་ཆུད་པ་དང་། ཉེན་ཁ་ཆེ་བའི་བྱ་སྤྱོད་དང་ལེན་མི་བྱེད་པ། རང་ངོས་ཀྱི་འགོག་སྲུང་ཡག་པོ་བྱེད་པ་བཅས་ནི་སྔོན་འགོག་གི་ཐབས་ལམ་ཡག་ཤོས་དེ་རེད།

༡ ལུས་འབྲེལ་ལམ་ཆགས་སྤྱོད་བརྒྱུད་ཨེ་ཛི་ནད་མ་འགོས་པའི་སྔོན་འགོག་བྱེད་ཐབས།

（༡）ཡ་རབས་ལྡན་པའི་ངང་དགའ་རོགས་སྒྲིག་པ་དང་། གཉེན་སྒྲིག་བྱེད་པ། ཁྱིམ་ཚང་སྐྱོང་བ། བདེ་ཐང་དང་བདེ་འཛུགས་ངང་ལུས་འབྲེལ་འདུ་ཤེས་ཡག་པོ་འཛུགས་དགོས།

ནར་མ་སོན་པའི་བྱིས་པ་ལོ་ཆུང་གིས་ཡག་ཤོས་བྱུང་ན་ཆགས་སྤྱོད་བྱེད་མི་རུང་། གཞོན་ནུ་ལོ་ཆུང་གིས་ཆགས་པ་ཐེངས་དང་པོ་སྤྱོད་པའི་དུས་ཚོད་

གང་ཐུབ་ཅི་ཐུབ་ཀྱིས་འཇུངས་དགོས།

བཟའ་ཚང་ངམ་ཡང་ན་དགའ་རོགས་དབར་ཁ་ཞེ་གཉིས་མེད་དགོས་ཤིང་། རང་གི་བཟའ་ཟླ་ཕུད་པའི་གཞན་དང་ཆགས་པ་སྤྱོད་མི་རུང་ལ། སྨད་འཚོང་འཆལ་རྒྱུག་དང་མི་མང་པོ་དང་མཉམ་དུ་གང་བྱུང་ཆགས་སྤྱོད་བྱེད་པ་མཐའ་གཅིག་ཏུ་བཀག་འགོག་བྱེད་དགོས།

ཆགས་པ་སྤྱོད་སྐབས་ལ་ཕན་ཚུན་འགན་འཁུར་ཐུབ་ན། གཟུགས་པོ་དང་སེམས་ཁམས། ད་ལྟ་དང་མ་འོངས། མི་གཞན་དང་སྤྱི་ཚོགས་བཅས་ལ་གནོད་འཚེ་བཟོ་མི་སྲིད།

(༢) འགོག་སྲུང་མེད་པའི་གཡེམ་རོགས་དུ་མར་ཆགས་པ་སྤྱད་ན་ཨེ་ཛིའི་ནད་དུག་འགོ་བའི་ཉེན་ཁ་ཏ་ཅང་ཆེ་བས། འགོག་སྲུང་མེད་པའི་ལུས་འབྲེལ་བྱ་མི་རུང་།

གལ་སྲིད་སྨད་འཚོང་འཆལ་རྒྱུག་དང་། ཟུར་བཟའ་འཚོལ་བ། དགའ་རོགས་སྒྲིག་པ་སོགས་ལུས་འབྲེལ་ཁ་གཏད་མང་པོ་ཡོད་པ་མ་ཟད་ཆགས་པ་སྤྱོད་སྐབས་སྲུང་ཤུབས་གྱོན་མེད་ན། ཨེ་ཛིའི་ནད་དུག་འགོ་བའི་ཉེན་ཁ་ཆེན་པོ་ཡོད། དེར་བརྟེན་གལ་སྲིད་ཕྲུ་གུ་སྐྱེ་འདོད་མེད་ན། ལུས་འབྲེལ་ལམ་ཆགས་པ་སྤྱོད་ཐེངས་ཚང་མའི་བརྒྱུད་རིམ་ཧྲིལ་པོར་སྲུང་ཤུབས་ཡག་པོ་གྱོན་དགོས།

(༣) མཚན་མའི་འགོས་ནད་ཀྱིས་ཨེ་ཛིའི་ནད་དུག་འགོ་བའི་ཉེན་ཁ་ཆེ་རུ་འགྲོ་ཡི་ཡོད་པས། ངེས་པར་དུ་ཚད་ལྡན་སྨན་ཁང་དུ་སྨན་བཅོས་བྱེད་པར་

འགྲོ་དགོས།

རིག་ཐུག་གམ་བཞི་མགོ་དང་མཚན་མའི་རྒྱ་ཐོར་ནད་ཕོག་པའི་མིའམ་ཡང་ན་སྐྱེ་འཕེལ་དབང་པོའི་རྣག་འབྲུམ་དང་། སྨུག་པོ། གཉན་ཚད་བཅས་ཕོག་པའི་མིར་ཨེ་ཛི་ནད་འགོ་སླ་བ་མ་ཟད། ནད་དུག་གཞན་ལ་འགོ་ཉེན་ཆེ། དེར་བརྟེན་སྔ་ཙམ་ནས་ཞིབ་རྟོགས་དང་སྨན་བཅོས་བྱས་ན་སྐྱེ་འཕེལ་དབང་པོའི་ནད་དུག་སྣ་ཚོགས་འགོ་ཚད་ཉུང་དུ་དང་ཨེ་ཛི་ནད་འགོ་བའི་ཉེན་ཁ་ཆུང་དུ་གཏོང་ཐུབ།

རང་ཉིད་ལ་མཚན་མའི་འགོས་ནད་ཕོག་པའི་དོགས་པ་སྐྱེ་སྐབས། སྔ་ཙམ་གཞུང་གཉེར་ཚད་ལྡན་སྨན་ཁང་དུ་བརྟག་དཔྱད་བྱས་ནས་སྨན་བཅོས་ཡག་པོ་བྱེད་དགོས་པ་མ་ཟད། ད་དུང་རང་དང་ལུས་འབྲེལ་བྱེད་སྐྱོང་བའི་མིར་བརྟག་དཔྱད་དང་སྨན་བཅོས་བྱེད་པར་སྐུལ་ལྕག་བྱེད་དགོས།

（༤） ལུས་འབྲེལ་བྱེད་པའམ་ཆགས་པ་སྤྱོད་ཐེངས་རེའི་བརྒྱུད་རིམ་ཧྲིལ་པོར་སྲུང་ཤུབས་ （སྦྲུམ་འགོག་ཤུབས） ཡག་པོ་གྱོན་དགོས།

སྤུས་ཚད་ལྡན་པའི་སྲུང་ཤུབས་འདེམས་པ་དང་ཡང་དག་བེད་སྤྱོད་དགོས།

སྲུང་ཤུབས་ཡང་དག་གྱོན་པར་གཤམ་གསལ་གྱི་གནད་དོན་དེ་དག་ལ་དོ་སྣང་བྱེད་དགོས།

བེད་སྤྱོད་མ་བྱས་གོང་སྲུང་ཤུབས་བཟོས་པའི་དུས་ཚོད་དང་གོ་ཚོད་དུས་ཡུན་ལ་ཡིན་གཅིག་དོ་སྣང་ཡག་པོ་བྱེད་དགོས་པ་དང་། དུས་ཚོད་

ཡོལ་བའི་སྲུང་ཤུབས་གྱོན་མི་རུང་། ཞེད་སྤྱོད་གཏོང་སྐབས་སྲུང་ཤུབས་ཀྱི་སྟེ་མོའི་ཏོག་བཅིར་ནས་དབུགས་མི་འཚང་བ་བྱེད་དགོས། ཆགས་སྤྱོད་བྱེད་ཐེངས་རེར་སྲུང་ཤུབས་གསར་པ་སྤྱོད་པ་ལས་ཡང་སྐོར་བསྐྱར་སྐོར་དུ་སྤྱོད་མི་རུང་། ཆགས་པ་སྤྱོད་སྐབས་སྲུང་ཤུབས་གྱོན་དགོས་སྟེ། ཕོ་མཚན་དང་མོ་མཚན། གཞང་ལམ། ཁ་སྨུག་བཅས་ལ་རེག་ཐུག་མ་བྱུས་གོང་ནས་སྲུང་ཤུབས་གྱོན་དགོས། འཇམ་འདྲེད་ཆུ་ཞེད་སྤྱོད་བཏང་ན་སྲུང་ཤུབས་མ་རལ་བའི་ཁྱད་ཡོད། ངེས་པར་དུ་ཆུའི་ངོ་བོ་ལྡན་པའི་འཇམ་འདྲེད་ཆུ་སྤྱད་ན་མ་ཏོགས་ཞག་ཚི་ཡོད་པའི་འཇམ་འདྲེད་ཆུ་ཡིས་སྲུང་ཤུབས་རལ་སྲིད།

ཁམས་དཀར་དོན་རྗེས་ཕོ་མཚན་ལམ་སེང་མོ་མཚན་ནས་འདོན་དགོས་པ་དང་སྲུང་ཤུབས་རལ་ཡོད་མེད་ལ་དོ་སྣང་བྱེད་དགོས། གལ་ཏེ་རལ་ཡོད་ན་ནད་རིགས་སྔོན་འགོག་ཚོད་འཛིན་ལྟེ་གནས་སམ་ཡང་ན་སྨན་ཁང་དུ་ཕྱིན་ནས་བློ་འདྲི་བྱེད་དགོས།

༢ མ་ནས་བུ་ལ་ཨེ་ཛིའི་ནད་དུག་མ་འགོས་པའི་སྔོན་འགོག་བྱེད་ཐབས།

(༡) ཨེ་ཛིའི་ནད་དུག་སྦྲུམ་བུར་མི་འགོས་པའི་སྔོན་འགོག་བྱེད་ཐུབ་བམ།

སྔོན་འགོག་བྱེད་ཐུབ། ཨེ་ཛིའི་ནད་དུག་འགོས་པའི་སྦྲུམ་མས་སྨན་པའི་མཇུབ་ཁྲིད་འོག མངལ་སྦྲུམ་རིང་དང་ཕྲུ་གུ་བཙའ་སྐབས་དུག་གནོན་སྨན་རྫས་གཏོང་བ་དང་། སྨན་ཁང་དུ་ཕྲུ་གུ་སྐྱེ་བ། དེ་བཞིན་ཕྲུ་གུ་སྐྱེས་རྗེས་འོ་མ་སྟེར་

སྐབས་སོགས་སྔོན་འགོག་བྱེད་ཐབས་ཡག་པོ་སྤྱད་ན། ཨེ་ཛིའི་ནད་དུག་སྦྲུམ་བུའམ་ཡང་ན་ཕྲུ་གུ་དམར་འཕྲུར་ལ་མི་དགོས་པའི་སྔོན་འགོག་བྱེད་ཐུབ།

ཕྲུ་གུ་སྐྱེས་ལོ་ལོན་པའི་བུད་མེད་ཀྱིས་གཉེན་སྒྲིག་མ་བྱས་གོང་གི་བརྟག་དཔྱད་དང་། ཕྲུ་གུ་མ་འཁོར་གོང་གི་བརྟག་དཔྱད། ཕྲུ་གུ་འཁོར་བའི་སྐབས་ཀྱི་བརྟག་དཔྱད་བཅས་བྱས་ན་རང་ཉིད་ལ་ཨེ་ཛིའི་ནད་དུག་འགོས་ཡོད་མེད་ཤེས་ཐུབ་པ་དང་། གོང་གསལ་བརྟག་དཔྱད་གསུམ་པོ་དེ་དག་མ་བྱས་པའི་སྦྲུམ་མ་ཉུང་ཤས་སྨན་ཁང་དུ་ཕྲུ་གུ་སྐྱེ་སྐབས་བརྟག་དཔྱད་དང་། བློ་འདྲི། འབྲེལ་ཡོད་ཀྱི་སྔོན་འགོག་ཞབས་འདེགས་བཅས་དང་ལེན་བྱེད་དགོས་ཀྱི་ཡོད།

（༢）ཨེ་ཛིའི་ནད་དུག་འགོས་པའི་སྦྲུམ་མས་སྦྲུམ་བུར་ཨེ་ཛིའི་ནད་དུག་མ་འགོས་པའི་སྔོན་འགོག་ཇི་ལྟར་བྱེད་དགོས་སམ།

༡) ནད་དུག་འགོས་པའི་ཕྲུ་གུ་སྐྱེས་ལོ་རན་པའི་བུད་མེད་དང་དེའི་བཟའ་ཟླ་མཉམ་དུ་བརྟག་དཔྱད་བྱེད་མཁན་སྨན་དོན་མི་སྣ་དང་མ་བུ་བདེ་སྲུང་ཚན་པའམ་ཡང་ན་སྨན་ཁང་ལ་ཕྱིན་ནས་བློ་འདྲི་སྟེ་ཙམ་བྱེད་དགོས། ཨེ་ཛི་སྔོན་འགོག་དང་སྨན་བཅོས། དེ་བཞིན་མ་ནས་བུ་ལ་ཨེ་ཛི་ནད་མ་འགོས་པའི་སྔོན་འགོག་གི་འབྲེལ་ཡོད་ཤེས་བྱ་ཤེས་པར་བྱེད་དགོས།

༢) ཨེ་ཛིའི་ནད་དུག་འགོས་པའི་བུད་མེད་དང་དེའི་བཟའ་ཟླས་ཨེ་ཛིའི་ནད་དུག་མ་ནས་བུ་ལ་འགོས་ན་སྦྲུམ་མ་རང་ཉིད་དང་། ཕྲུ་གུ། ཁྱིམ་ཚང་བཅས་ལ་ཐེབས་པའི་ཤུགས་རྐྱེན་ཡིན་གཅིག་ཤེས་དགོས་པ་མ་ཟད། གྲོས་སྡུར་ཡག་པོ་བྱས་

ནས་སྐྱེ་འདོད་མེད་པར་ཕྲུ་གུ་སྐྱེ་བ་སོགས་ཀྱི་གནས་ཚུལ་མི་ཐོན་པར་བྱེད་དགོས།

༣) ཕྲུ་གུ་སྐྱེ་འདོད་ཡོད་པའི་ཨེ་ཛིའི་ནད་དུག་འགོས་པའི་བུད་མེད་ཀྱིས་སྨན་པའི་མཇུབ་ཁྲིད་འོག་ཕྲུ་གུ་སྐྱེ་རྒྱུའི་འཆར་གཞི་ཡག་པོ་འདིང་དགོས། ཕྲུ་གུ་འཕོར་རྒྱུ་མི་འཚམ་པའི་བུད་མེད་ཀྱི་སྔོན་ལ་དུག་གནོད་སྨན་རྫས་ཀྱི་སྨན་བཅོས་བྱས་རྗེས་གཞི་ནས་ཕྲུ་གུ་འཕོར་འདོད་ན་སྨན་པའི་གྲོས་འགོ་དང་ལེན་བྱེད་དགོས།

༤) ཨེ་ཛིའི་ནད་དུག་འགོས་པའི་སྦྲུམ་མས་དུས་བཀག་ལྟར་བརྟག་དཔྱད་བྱེད་དགོས། དུག་གནོད་སྨན་རྫས་ཚད་དང་མཐུན་པར་གཏོང་བ་དང་ཚན་རིག་དང་མཐུན་པའི་འཚོ་བཅུད་ཁ་གསབ་དང་སྨན་ཁང་དུ་བསྡད་ནས་ཕྲུ་གུ་སྐྱེ་དགོས།

༥) སྨན་དོན་མི་སྣས་ཨེ་ཛི་ནད་འགོས་པའི་སྦྲུམ་མ་དང་དེའི་ནང་མིས་ཕྲུ་གུ་དམར་འབྱར་གསོ་བའི་ཤེས་བྱ་དང་། ནུས་རྩལ། དང་ལེན་ཐུབ་མིན། འགན་འཁུར་ཐུབ་མིན། རྒྱུན་འཁྱོངས་ཐུབ་མིན། ཆེད་ལས་ཀྱི་མཇུབ་ཁྲིད་བྱེད་མཁན་ཡོད་མེད་སོགས་ཀྱི་ཆ་རྐྱེན་ལ་ཕྱོགས་བསྡུས་དཔྱད་ཞིབ་ཡག་པོ་བྱེད་དགོས་པ་དང་། ཚན་རིག་དང་མཐུན་པའི་ཕྲུ་གུ་གསོ་སྟངས་མཇུབ་ཁྲིད་བྱེད་དགོས་པ་དང་། ཚན་རིག་དང་མཐུན་པའི་སྒོ་ནས་དམར་འབྱར་གྱི་བཟའ་བཏུང་གི་བདེ་ཐང་དང་འཚོ་བཅུད་འདང་ངེས་འགན་ལེན་བྱེད་དགོས། འོ་རྩམ་སྤེར་ནས་གསོ་བའི་དམར་འབྱར་གྱི་ནང་མིར་འོ་རྩམ་སྦྱོར་སྟངས་དང་ཡོ་བྱད་གཙང་བཀྲུ་དང་དུག་སེལ་བྱེད་སྟངས་མཇུབ་ཁྲིད་བྱེད་དགོས་ལ།

ཨ་མའི་འོ་མ་སྟེར་བར་བློ་འདྲི་དང་མཛུབ་སྟོན་ཡག་པོ་བྱེད་དགོས་ཏེ། འོ་མ་སྟེར་བའི་སྐབས་སུ་ཨ་མས་ངེས་པར་དུ་དུག་གནོན་སྨན་རྫས་རྒྱུན་འཁྱོངས་སུ་ཟ་དགོས་པ་དང་། ཨ་མའི་འོ་མ་ཡང་དག་སྟེར་རྒྱུར་མཛུབ་སྟོན་བྱེད་དགོས། ཨ་མའི་འོ་མ་དང་འོ་རྩམ། རྩམ་པ་སོགས་མཉམ་དུ་ཕྲུ་གུ་དམར་འབྱར་ལ་སྟེར་མི་ཉུང་། དེའི་ནང་ཆུ་དང་བ་ཕྱུགས་དང་ར་ལུག་གི་འོ་མ་སོགས་ཟློན་གཞན་དག་དང་། འོ་རྩམ་དང་རྩམ་པ་སོགས་འཇུ་མི་བདེ་བའི་ཟས་རིགས་ཚུད་ཡོད།

(༤) ཨེ་ཛིའི་ནད་དུག་འགོས་པའི་སྦྲུམ་མས་བཙས་པའི་ཕྲུ་གུར་བྱིས་པའི་ལུས་ཁམས་བདེ་སྲུང་དང་འཚར་ལོངས་ཀྱི་བརྟག་དཔྱད་བྱེད་པར་ཤུགས་སྣོན་བརྒྱབ་སྟེ། དུས་བཀག་ལྟར་སྐད་ཆ་འདྲི་བ་མ་ཟད་ཨེ་ཛི་ནད་དང་འབྲེལ་ཡོད་ནད་རྟགས་ལ་ལྟ་ཞིབ་བྱེད་དགོས། དུས་བཀག་ལྟར་ས་གནས་དེ་གའི་བུད་མེད་དང་བྱིས་པའི་བདེ་སྲུང་སྨན་ཁང་དུ་སོང་ནས་ཨེ་ཛིའི་ནད་དུག་གི་འབྲེལ་ཡོད་བརྟག་དཔྱད་བྱས་ཏེ། ཟླ་ཙམ་ནས་ཕྲུ་གུར་ནད་དུག་འགོས་ཡོད་མེད་ཤེས་དགོས་པ་མ་ཟད་སྨན་བཅོས་ཧུར་ཐག་བྱེད་དགོས།

ལྷག་པར་དུ་དོ་སྣང་བྱེད་དགོས་པ་ཞིག་ལ། ཕྲུ་གུ་མ་འཁོར་གོང་དང་། ཕྲུ་གུ་འཁོར་སྐབས། ཕྲུ་གུ་མ་སྐྱེས་གོང་བཅས་ལ་ཨེ་ཛིའི་ནད་དུག་འགོས་ཡོད་མེད་བརྟག་དཔྱད་བྱས་ཏེ། རང་ཉིད་ལ་ཨེ་ཛིའི་ནད་དུག་འགོས་ཡོད་མེད་ཤེས་དགོས་པ་ནི་ཧ་ཅང་གལ་འགངས་ཆེ། ཨེ་ཛིའི་ནད་དུག་འགོས་ཡོད་པ་མ་ཤེས་ཚེ། ཕྲུ་གུ་དམར་འབྱར་ལ་འགོ་བའི་ཉེན་ཁ་ཆེན་པོ་ཡོད། གལ་ཏེ་ཨེ་ཛིའི་ནད་དུག་འགོས་

མེད་ཚེ་ཁྲོ་ཤུག་གཉིས་ཀས་ཕྲུ་གུ་འཁོར་སྐབས་དང་ཨ་མའི་འོ་མ་སྣེར་བའི་དུས་སོ་སོའི་བཟའ་བླ་ཕུད་པའི་མི་དང་ལུས་འབྲེལ་བྱེད་པ་སོགས་ཉེན་ཁ་ཆེ་བའི་བྱ་སྤྱོད་སྤེལ་མི་རུང་།

༣ ཟུངས་ཁྲག་བརྒྱུད་ཨེ་ཛིའི་ནད་དུག་མི་འགོས་པའི་སྔོན་འགོག་བྱེད་ཐབས།

ཁབ་ཆས་མཉམ་དུ་སྤྱད་མི་རུང་། ཐེངས་གཅིག་རང་བཞིན་གྱི་སྨན་བཅོས་ཁབ་ཆས་བེད་སྤྱད་དེ་སྤོད་རྫས་དུག་རྫས་ཟླུགས་ནས་ཨེ་ཛིའི་ནད་དུག་ཟུང་ཁྲག་བརྒྱུད་འགོས་པ་སྔོན་འགོག་ཐུབ།

ཉེ་བའི་ལོ་འགའི་ནང་ཐོན་པའི་དུག་རྫས་གསར་པ་སྟེ་འཁྱགས་དུག་དང་། མགོ་གཡུག་རིལ་བུ། Kཁྲེ་ཞིབ་སོགས་མ་གཞི་སྨན་ཁབ་བརྒྱབ་ནས་སྤོད་རྫས་ཟླུགས་དགོས་མེད། འོན་ཀྱང་དུག་རྫས་འདི་དག་གང་བྱུང་དུ་འཐེན་ན་རང་ཉིད་ཀྱི་ཉེན་ཁའི་འདུ་ཤེས་ཆུང་དུ་ཕྱིན་ནས་བཟའ་བླ་མིན་པའི་མི་དང་བདེ་འཇགས་མིན་པའི་ལུས་འབྲེལ་ལམ་ཆགས་སྤྱོད་ཇེ་མང་དུ་འགྲོ་ལ་ཞོར་དུ་ཨེ་ཛི་ནད་དང་མཚན་མའི་འགོས་ནད་འགོ་བའི་ཉེན་ཁའང་ཇེ་ཆེར་འགྲོ་ཡི་ཡོད། ཁྱི་ཡོགས་སུ་སེན་མོ་བཏུབ་པ་དང་། སྐྲ་མ་བཟོ་བ། ཁབ་གཙག་རྒྱག་པ་སོགས་ཀྱི་སྐབས་རང་འགུལ་ངང་ཞབས་ཞུ་བྱེད་མཁན་ལ་ཐེངས་གཅིག་རང་བཞིན་གྱི་ཡོ་བྱད་བེད་སྤྱོད་བྱེད་དགོས་པའི་རེ་བ་འདོན་དགོས། ཁྱིམ་ཚང་ནང་སྐྲ་གྲི་དང་སོ་བརྒྱུ་སོགས་མཉམ་དུ་གཏན་ནས་སྤྱད་མི་རུང་།

སོ་འགོག་པའམ་སོ་ཚབ་བསྐར་བ། སྣ་ཅོག་ཏུ་གཏོང་བ་དང་། ལུས་ཀྱི་ཚི་ལུ་འདོན་པ། དཀྲི་ཀ་བཟོ་བ་སོགས་བྱེད་སྐབས་ངེས་པར་དུ་འཕྲོད་བསྟེན་བདེ་ཐང་ཚན་པས་ཆོག་མཆན་སྤྲད་པའི་ཚད་ལྡན་གྱི་སྨན་བཅོས་འཕྲོད་བསྟེན་ཚན་པར་སྨན་བཅོས་དང་གཤགས་བཅོས་བྱེད་དགོས། སྨན་དོན་མི་སྣ་དང་སྨན་བཅོས་ཚན་པའི་ལག་ཁྱེར་མེད་པར་ཁྲིམས་འགལ་གྱི་སོ་ནད་ཚན་ཁག་དང་ཁྲིམས་འགལ་གྱི་སྨན་བཅོས་མཛེས་བཟོ་ཚན་པའི་བསླུ་བྲིད་དང་མགོ་སྐོར་འོག་མ་ཚུད་པར་བྱེད་དགོས།

གསུམ། རྒྱུན་གཏན་གྱི་འཚོ་བ་དང་ལས་ཀ་ལས་ཨེ་ཛི་ནད་འགོ་མི་སྲིད།

ཨེ་ཛིའི་ནད་དུག་ངོས་ནས་བརྗོད་ན། འགོ་བར་འོས་ཤིང་འཚམ་པའི་ལུས་གཤེར་གྱི་ཁོར་ཡུག་དང་། ནད་དུག་གྲངས་འབོར་འདང་ངེས། འགོས་ལམ་བཅས་ཆ་རྐྱེན་གསུམ་ངེས་པར་དུ་ཚང་དགོས།

ཨེ་ཛིའི་ནད་དུག་ནི་མིའི་ལུས་པོའི་ཕྱི་ལ་འཚོ་བའི་ནུས་པ་ཞན་ཞིང་། དྲོད་ཚད་མཐོ་པོར་བཟོད་བསྲན་མི་ཐུབ་པ་དང་མིའི་ལུས་དང་བྲལ་ན་འཚོ་གནས་བྱེད་དཀའ་བ། དེའི་ཕྱིར་རྒྱུན་གཏན་གྱི་འཚོ་བའི་འབྲེལ་ཐུག་ལས་ཨེ་ཛི་ནད་འགོ་མི་སྲིད། གཤམ་གྱི་གནས་ཚུལ་དེ་དག་ལས་ཨེ་ཛིའི་ནད་དུག་འགོ་མི་སྲིད།

མཉམ་དུ་སློབ་སྦྱོང་དང་ལས་ཀ ངལ་རྩོལ (སློབ་སྦྱོང་ཡོ་བྱད་

དང་། སྤྱི་སྤྱོད་ཡོ་བྱད། ཞིང་ལས་ཡོ་བྱད་སོགས་མཉམ་དུ་བེད་སྤྱོད་བྱེད་པ) སྤྱིར་བཏང་གི་འཚོ་བའི་འབྲེལ་ཐུག་སྟེ་མཉམ་དུ་ཟ་མ་ཟ་བ་དང་། འཐམ་འབྲུད། ལག་པ་གཏོང་བ། གུས་ལུགས་ཀྱི་འོ་བྱེད་པ། ཆུ་རྐྱལ་རྒྱག་པ་སོགས་དང་། ཆབ་ཧོག་དང་། འཁྲུད་གཞོང་། གྱོན་ཆས། ཉལ་གཟན། ཤོག་སྙོར་སོགས་མཉམ་དུ་བེད་སྤྱོད་བྱེད་པ། དུག་སྦྲང་གིས་སོ་བཏབ་པ་དང་། སློ་ལུ་བ། ཧབ་སྤྲིད་རྒྱག་པ་སོགས་ལས་ཨེ་ཛིའི་ནད་དུག་འགོ་མི་ཐུབ།

ལྔ་པ། ཉེན་ཁ་ཆེ་བའི་སྤྱོད་ལམ་ཐོན་ན་ཇི་ལྟར་བྱེད་དགོས་སམ།

གཅིག ཨེ་ཛིའི་ནད་དུག་འགོས་པའི་ཉེན་ཁ་ཐོན་རྗེས་ཀྱི་སྔོན་འགོག

༡ ཅི་ཞིག་ལ་ཨེ་ཛིའི་ནད་དུག་འགོས་པའི་ཉེན་ཁ་ཐོན་རྗེས་ཀྱི་སྔོན་འགོག་ཟེར་རམ།

ཉེན་ཁ་ཐོན་རྗེས་ཀྱི་སྔོན་འགོག་ཅེས་པ་ནི་ཨེ་ཛིའི་ནད་དུག་འགོས་མེད་པའི་མི་ཚོགས་ལ་ཉེན་ཁ་ཆེ་བའི་སྤྱོད་ལམ་བྱུང་རྗེས། སྔ་ཙམ་ནས་ཨེ་ཛིའི་ནད་དུག་འགོག་གནོན་གྱི་དམིགས་བསལ་སྨན་རྫས་བཏང་སྟེ་ཨེ་ཛིའི་ནད་དུག་འགོས་པའི་ཉེན་ཁ་ཆུང་དུ་གཏོང་བར་ཟེར། དེ་ཡང་ཇི་ཙམ་སྔ་ན་དེ་ཙམ་གྱིས་ཡག་པ་ཡོད་དེ་ཕྱི་ཤོས་སུ་ཆུ་ཚོད་72ལས་བརྒལ་མི་རུང་། ཨེ་ཛིའི་ནད་དུག་གི་དུག་གནོན་སྨན་རྫས་དེ་ས་གནས་དེ་གའི་ཨེ་ཛིའི་ནད་དུག་གི་སྨན་བཅོས་དམིགས་བཙུགས་སྨན་ཁང་ལ་བློ་འདྲི་བྱ་ཆོག

ཉེན་ཁ་ཆེ་བའི་སྤྱོད་ལམ་གྲངས་སུ་གཤམ་གསལ་གྱི་གནས་ཚུལ་དེ་དག་ཚུད་ཡོད།

༡ ལུས་འབྲེལ་གྱི་ཁ་གཏད་ལ་ཨེ་ཛིའི་ནད་དུག་འགོག་རྫས་གདགས་གཉིས་

ཡིན་པ་དང་། འོན་ཀྱང་དེ་སྨན་བཅོས་མ་བྱས་པའམ་ཡང་ན་ནད་དུག་ཚོད་འཛིན་མ་ཐུབ་པ་མ་ཟད། ད་དུང་སྲུང་ཤུགས་ཚད་ལྡན་བེད་སྤྱོད་བྱས་མེད་པ།

༢ ལུས་འབྲེལ་གྱི་ཁ་གཏད་ཀྱི་ཨེ་ཛི་ནད་འགོས་ཡོད་མེད་ལ་བརྟག་དཔྱད་བྱས་མེད་པའམ་འགོས་ཡོད་མེད་མ་ཤེས་པའི་ཁར་ད་དུང་སྲུང་ཤུགས་ཚད་དང་ལྡན་པར་བེད་སྤྱོད་བྱས་མེད་པ།

༣ ལུས་འབྲེལ་ཁ་གཏད་ཀྱི་མི་དེ་སྦོད་རྩར་ཁབ་བརྒྱབ་ནས་དུག་འཐེན་མཁན་ཡིན་པའམ་ཡང་ན་མི་གཞན་དང་ཁབ་ཆས་མཉམ་དུ་སྤྱོད་སྲོང་ཡོད་པ།

༢ མི་ཚོགས་གང་དག་ལ་ཨེ་ཛིའི་ནད་དུག་འགོས་པའི་ཉེན་ཁ་ཐོན་ཧྲེས་ཀྱི་སྔོན་འགོག་བྱ་ཚོག་གམ།

སྐྱེས་པ་དང་སྐྱེས་པའི་དབར་ལུས་འབྲེལ་བྱེད་མཁན་དང་ཕོ་ཞིང་མོ་ཞིང་།

ཨེ་ཛིའི་ནད་དུག་འགོས་པའི་ལུས་འབྲེལ་ཁ་གཏད་ལ་ནད་དུག་འགོས་མེད་པའི་མི།

སྦོད་རྩར་ཁབ་བརྒྱབ་ནས་དུག་འཐེན་མཁན།

བཙན་གཡེམ་ཕོག་ཡུལ་གྱི་མི།

ཨེ་ཛིའི་ནད་དུག་སོགས་མཚན་མའི་འགོས་ནད་འགོས་པའི་ཉེན་ཁ་ཆེ་བའི་ཕོ་མོའི་ཆགས་སྤྱོད་གཞན་དག

༣ ཨེ་ཛིའི་ནད་དུག་འགོས་པའི་ཉེན་ཁ་ཐོན་རྗེས་ཀྱི་སྔོན་འགོག་བྱེད་འགོ་རྩོམ་པའི་དུས་ཚོད་དང་སྨན་རྫས།

ཨེ་ཛིའི་ནད་དུག་ཐོན་རྗེས་གང་མགྱོགས（ཡག་ཤོས་བྱུང་ན་ཆུ་ཚོད་2ཀྱི་ནང་ཚུན་དུ）སྔོན་འགོག་སྨན་གཏོང་དགོས། རབ་བྱུང་ན་ཆུ་ཚོད་24ནང་ཚུན་དང་ཆུ་ཚོད་72ལས་ཡོལ་མི་རུང་བར་བསྟུད་མར་ཉིན་28གཏོང་དགོས། ཉེན་ཁ་རྗེས་སྔོན་འགོག་གི་སྨན་ནི་ནད་ཐོག་སྨན་པས་སྨན་ཐོ་འབྲི་དགོས་པ་ལས་རང་དགར་གཏན་ནས་གཏོང་མི་རུང་།

༤ མཆིན་ཚད་ལྤེམ་བུའམ་མཆིན་ནད་ཁ་པའི་ནད་འགོས་པའི་མིས་ཨེ་ཛིའི་ནད་དུག་འགོས་པའི་ཉེན་ཁ་ཐོན་རྗེས་ཀྱི་སྔོན་འགོག་སྨན་གཏོང་ཆོག་གམ།

གཏོང་ཆོག མཆིན་ཚད་ཁ་པའི་ནད་པ་ནི་ཨེ་ཛིའི་ནད་དུག་འགོས་པའི་ཉེན་ཁ་ཐོན་རྗེས་ཀྱི་སྔོན་འགོག་གི་སྨན་རྫས་ཟ་མི་ཆོག་པའི་འཛེམ་བྱ་མིན། འོན་ཀྱང་སྨན་བཅོས་ཀྱི་ནད་གཞིའི་གནས་ཚུལ་ཡག་པོ་ཤེས་རྟོགས་དགོས། ཨེ་ཛིའི་ནད་དུག་འགོས་པའི་ཉེན་ཁ་ཐོན་རྗེས་ཀྱི་སྨན་རྫས་ཁག་གཅིག་གི་གྲུབ་ཆས་མཆིན་ཚད་ཁ་པའི་ནད་དུག་གི་བྱེད་ནུས་ལ་འགྱུར་བ་འགྲོ་བས་མཆིན་ཚད་ཁ་པའི་ནད་པས་ཨེ་ཛིའི་ནད་དུག་འགོས་པའི་ཉེན་ཁ་ཐོན་རྗེས་ཀྱི་སྨན་རྫས་གཏོང་མཁན་གྱིས་ཨེ་ཛིའི་ནད་དུག་འགོས་པའི་ཉེན་ཁ་ཐོན་རྗེས་ཀྱི་སམན་

གཏོང་རིང་དང་ཨེ་ཛོའི་ནད་དུག་འགོས་པའི་ཉེན་ཁ་ཐོན་རྗེས་གཏོང་མཚམས་བཞག་རྗེས་དུས་བཀག་ལྟར་མཆིན་པའི་བྱེད་ནུས་དང་མཆིན་ཚད་ཁ་པའི་ནད་དུག་གི་གནས་བབ་ལ་བརྟག་དཔྱད་བྱེད་དགོས། སྨན་རྫས་ཀྱིས་ཨེ་ཛོའི་ནད་དུག་འགོས་པའི་ཉེན་ཁ་ཐོན་རྗེས་གཏོང་མཚམས་འཇོག་སྐབས། མཆིན་ནད་ཆེད་ལས་ཚན་པའི་སྒོ་བསྟེན་སྨན་ཁང་དུ་བསྐྱོད་དེ་འཆར་གཞི་ཡོད་པའི་སྒོ་ནས་སྨན་གཏོང་མཚམས་འཇོག་དགོས།

༥ ཨེ་ཛོའི་ནད་དུག་འགོས་པའི་ཉེན་ཁ་ཐོན་རྗེས་སྔོན་འགོག་སྨན་རྫས་བསྟེན་རིང་སྲུང་ཤུབས་མ་སྤྱད་ན་ཆོག་གམ།

མི་ཆོག་སྟེ། ཨེ་ཛོའི་ནད་དུག་འགོས་པའི་ཉེན་ཁ་ཐོན་རྗེས་སྨན་རྫས་ཀྱིས་ཨེ་ཛོའི་ནད་དུག་འགོས་པའི་ཉེན་ཁ་ཆུང་དུ་གཏོང་ཐུབ་ལ། ཨེ་ཛོའི་ནད་དུག་མ་འགོས་པའི་སྔོན་འགོག་གི་ནུས་པ་ཐོན་ཡོད། འོན་ཀྱང་བསེ་མགོ་དང་གྲང་གཞི་སོགས་མཚན་མའི་འགོས་ནད་གཞན་དག་སྔོན་འགོག་བྱེད་མི་ཐུབ། དེས་ན་ཨེ་ཛོའི་ནད་དུག་འགོས་པའི་ཉེན་ཁ་ཐོན་རྗེས་སྨན་རྫས་གཏོང་བ་དང་སྦྲགས་ཆགས་སྤྱོད་བྱེད་སྐབས་ཐར་བཞིན་ཡང་དག་པའི་སྒོ་ནས་སྲུང་ཤུབས་སྤྱོད་དགོས།

༨ ཨེ་ཛིའི་ནད་དུག་འགོས་པའི་ཉེན་ཁ་ཐོན་རྗེས་སྔོན་འགོག་སྨན་རྫས་གཏོང་རྒྱུ་བརྗེད་ན་ཇི་ལྟར་བྱེད་དགོས་སམ།

གལ་ཏེ་ཨེ་ཛིའི་ནད་དུག་འགོས་པའི་ཉེན་ཁ་ཐོན་རྗེས་སྨན་གཏོང་རྒྱུ་བརྗེད་ན། མགྱོགས་མྱུར་གསབ་དགོས། གལ་ཏེ་སྨན་གཏོང་རྒྱུ་བརྗེད་པའི་དུས་ཚོད་ཆུ་ཚོད་12ཡན་ཡོལ་ཚེ་སྨན་རྫས་ཁ་གསབ་བྱེད་མི་དགོས་པར། ཐད་ཀར་སྨན་པའི་བཀའ་བཞིན་སྨན་གཏོང་བའི་འཆར་གཞི་ལྟར་མུ་མཐུད་བཏང་ན་ཆོག ཉེན་ལྟར་དུས་ཐོག་ཏུ་སྨན་གཏོང་མཁན་ལ་སྔོན་འགོག་གི་ཕན་འབྲས་ཡག་པོ་ཐོན་གྱི་ཡོད། སྨན་གཏོང་རྒྱུ་བརྗེད་པའམ་ཡང་ན་རང་དགར་སྨན་གཏོང་མཚམས་འཇོག་པ་སོགས་ཀྱིས་སྨན་རྫས་ཀྱི་ཕན་ནུས་དམའ་རུ་འགྲོ་གི་ཡོད་པས་སྨན་རྫས་གཏོང་མཁན་ལའང་འགོ་བའི་ཉེན་ཁ་ཡོད། སྨན་གཏོང་མཁན་རང་ཉིད་ཀྱི་གནས་ཚུལ་ལ་གཞིགས་ནས་ཁ་པར་དང་། ཏིར་འགོག་པ། ཟིན་དེབ། ནང་མིས་དུས་བཀག་ཏུ་དྲན་སྐུལ་བྱེད་པ་སོགས་ཀྱི་བྱེད་ཐབས་སྤྱད་དེ་ཉེན་ལྟར་སྨན་གཏོང་དགོས།

གཉིས། ཨེ་ཛིའི་ནད་དུག་གི་བརྟག་དཔྱད།

ནད་དུག་འགོས་ཡོད་མེད་བརྟག་དཔྱད་བྱེད་པ་ནི་ཨེ་ཛི་ནད་འགོས་ཡོད་མེད་ཤེས་པའི་ཐབས་ལམ་གཅིག་པུ་དེ་རེད། ཨེ་ཛི་ནད་འགོས་པ་ནི་སྤྱོད་ལམ་

དང་འབྲེལ་བ་དམ་པོ་ཡོད་དེ། ཉེན་ཁ་ཆེ་བའི་སྤྱོད་ལམ་གཏན་འགོག་བྱེད་པ་ནི་ཨེ་ཛི་ནད་སྔོན་འགོག་བྱེད་པའི་ཐབས་ཤེས་གོ་ཆོད་ཤོས་ཤིག་རེད། གལ་ཏེ་གཟབ་གཟབ་མ་བྱས་པར་ཉེན་ཁ་ཆེ་བའི་སྤྱོད་ལམ་ཐོན་ཆེ། སྤུ་ཅམ་བརྟག་དཔྱད་དང་། སྤུ་ཅམ་ངོས་འཛིན། སྤུ་ཅམ་སྨན་བཅོས་བྱེད་པ་སོགས་ཐབས་ཤེས་གང་ཐུབ་གཏོང་དགོས། ཐབས་ཤེས་དེ་དག་གིས་མི་ཚེ་རིང་དུ་འགྲོ་བ་དང་འཚོ་བའི་སྤུས་ཚད་ཇེ་མཐོར་གཏོང་ཐུབ།

༡ ངོ་ན་མི་ཚོགས་གང་དག་ལ་བརྟག་དཔྱད་བྱེད་དགོས་སམ།

（༡）ཉེན་ཁ་ཆེ་བའི་ཆགས་སྤྱོད་དམ་ལུས་འབྲེལ་བྱེད་སྤྱོད་ཡོད་པ། ཐེངས་གཅིག་སྲུང་ཤུབས་མ་སྤྱད་པའི་ཕོ་མོའི་ཆགས་སྤྱོད་དམ་ཡང་ན་སྐྱེས་པ་ཕན་ཚུན་གྱི་ཆགས་སྤྱོད་སྟེ།

སྐྱེས་པ་དང་སྐྱེས་པའི་བར་ཆགས་པ་སྤྱོད་སྐབས་སྲུང་ཤུབས་མ་སྤྱད་པ་དང་།

སྐྱེས་པ་དང་བུད་མེད་བར་ཆགས་པ་སྤྱོད་སྐབས་སྲུང་ཤུབས་བེད་སྤྱོད་བྱས་མེད་པ།

ཕོ་མོ་གང་ཡིན་ཡང་རྣམ་ཀུན་ནས་ངོ་རྒྱ་བ་ནས་མི་ཤེས་པའི་མི་དང་ལུས་འབྲེལ་བྱེད་པའམ་ཆགས་པ་སྤྱོད་སྐབས་སྲུང་ཤུབས་བེད་སྤྱོད་བྱས་མེད་པ།

ཨེ་ཛིའི་ནད་དུག་འགོས་ཡོད་པ་ཤེས་པའི་མི་དང་ཆགས་པ་སྤྱད་པ།

རྒྱུན་དུ་ཉེན་ཁ་ཆེ་བའི་ལུས་འབྲེལ་ལམ་ཆགས་པ་སྤྱོད་པ་དང་སྲུང་ཤུབས་མི་སྤྱོད་པའི་མི་ཚོགས་ལ་ཟླ་གསུམ་རེར་ཨེ་ཛིའི་ནད་དུག་འགོས་ཡོད་མེད་ཀྱི་

བརྟག་དཔྱད་ཐེངས་རེ་བྱེད་དགོས་པའི་དྲན་སྐུལ་ཞུ་རྒྱུ་ཡིན།

（2）ཨེ་ཛིའི་ནད་དུག་འགོས་པའི་བཟའ་ཟླའམ་ལུས་འབྲེལ་ཁ་གཏད།

（3）སྔོན་ཚད་མི་གཞན་དང་མཉམ་དུ་ཁབ་ཚས་གཅིག་སྤྱོད་ནས་དུག་འཛིན་མྱོང་མཁན།

（4）ཚད་ལྡན་མིན་པའི་སྨན་བཅོས་ཚན་པར་སོ་འགོག་པའམ་ཁབ་གཙག་རྒྱག་པ་དང་སྨན་བཅོས་མཛེས་བཟོ་བྱེད་པ་སོགས།

（5）གནས་ཚུལ་གཞན་དག་སྟེ།

མཚན་མའི་འགོས་ནད་དང་རྨེན་བུའི་ནད་སོགས་ཀྱི་མཚན་ནད་ཕོག་མྱོང་མཁན།

གཉེན་སྒྲིག་བྱེད་རྩིས་ཡོད་པའི་བཟའ་ཟླ་གཉིས་པོས་གཉེན་སྒྲིག་མ་བྱས་གོང་ཨེ་ཛིའི་ནད་དུག་འགོས་ཡོད་མེད་བརྟག་དཔྱད་བྱེད་དགོས།

ཕྲུ་གུ་འཁོར་བའམ་སྐྱེ་རྩིས་ཡོད་པའི་བཟའ་ཚོ་གཉིས་པོས་ཕྲུ་གུ་མ་འཁོར་གོང་ཨེ་ཛིའི་ནད་དུག་འགོས་ཡོད་མེད་བརྟག་དཔྱད་བྱེད་དགོས།

སྦྲུམ་མར་ཕྲུ་གུ་འཁོར་རྗེས་ཀྱི་དུས་མགོ་འམ་ཡང་ན་ཕྲུ་གུ་འཁོར་བ་ཤེས་པ་དང་ལམ་སེང་བརྟག་དཔྱད་བྱེད་དགོས།

ཨེ་ཛི་ནད་འགོས་པའི་ཨ་མར་སྐྱེས་པའི་ཕྲུ་གུ་དམར་འབྱར།

（6）སྨན་པས་ཨེ་ཛི་ནད་འགོས་ཡོད་མེད་བརྟག་དཔྱད་བྱེད་དགོས་པར་ངོས་འཛིན་བྱེད་པའི་ནད་པ་གཞན་དག་བཅས་རེད།

༢ ཅི་ཞིག་ལ་བརྟག་དཔྱད་ཀྱི་སྐར་ཁུང་དུས་རིམ་ཟེར་རམ།

ཨེ་ཛིའི་ནད་དུག་མི་ལ་འགོས་རྗེས་ལམ་སེང་གཟུགས་པོའི་ནང་གི་ནད་དུག་གི་འགོག་རྫས་དང་ཉིང་སྐྱུར་སོགས་བརྟག་དཔྱད་བྱས་ཀྱང་འགོས་པའི་རྟགས་གང་ཡང་ཐོན་གྱི་མེད་པས། དུས་མཚམས་འདིར་སྐར་ཁུང་གི་དུས་རིམ་ཟེར། དུས་མཚམས་འདིར་མ་གཞི་བརྟག་དཔྱད་མི་ཐུབ་མོད། འོན་ཀྱང་འགོ་བའི་ཉེན་ཁ་སྔར་བཞིན་ལྡན། ད་ཡོད་ཀྱི་བརྟག་དཔྱད་ལག་རྩལ་མི་འདྲ་བས་ཨེ་ཛིའི་ནད་དུག་འགོས་པའི་སྐར་ཁུང་གི་དུས་རིམ་ཡང་ཆ་མིན་ཏེ། དུག་སྲིན་འགོག་རྫས་ཀྱི་བརྟག་དཔྱད་ལག་རྩལ་བེད་སྤྱད་དེ་བརྟག་དཔྱད་བྱས་ན་སྐར་ཁུང་དུས་ཚོད་གཟའ་འཁོར་གསུམ་དང་འགོག་གཞི་བརྟག་དཔྱད་བྱས་ན་དུས་ཚོད་གཟའ་འཁོར་གཉིས་ཙམ་ཡིན། གལ་ཏེ་ཉིང་སྐྱུར་བརྟག་དཔྱད་བྱས་ན་སྐར་ཁུང་གི་དུས་ཚོད་གཟའ་འཁོར་གཅིག་ཙམ་ཡིན།

༣ ཨེ་ཛི་ནད་ག་དུས་བརྟག་དཔྱད་བྱས་ན་བཟང་ངམ།

མིག་སྔར། ཨེ་ཛིའི་ནད་དུག་བརྟག་དཔྱད་བྱེད་ཐབས་མང་ཆེ་བ་ནི་དུག་སྲིན་འགོག་རྫས་ཀྱི་བརྟག་དཔྱད་རེད། ཉེན་ཁ་ཆེ་བའི་སྤྱོད་ལམ་ཐོན་རྗེས་ཀྱི་གཟའ་འཁོར་གསུམ་གྱི་རྗེས་སུ་གནས་དེ་གའི་ནད་རིགས་སྔོན་འགོག་ཚོད་འཛིན་ལྟེ་གནས་དང་སྨན་བཅོས་འཕྲོད་བསྟེན་ཚན་པར་ཐོག་མའི་བརྟག་དཔྱད་བྱེད་

པར་སྐྱོད་དགོས། གལ་ཏེ་ནད་རིགས་སྔོན་འགོག་ཚོད་འཛིན་ལྟེ་གནས་ལ་ཕྱིན་ནས་སྨན་རིན་སྤྲོད་དགོས་མེད། བརྟག་དཔྱད་བྱས་རྗེས་ཨེ་ཌོའི་ནད་དུག་འགོས་ཡོད་མེད་ལ་གཏན་འཁེལ་བྱུང་མེད་དུག་སྲིན་འགོག་རྫས་སམ་ཉིང་སྐྱར་བརྟག་དཔྱད་བྱས་ནས་ནད་དུག་འགོས་མིན་གཏན་འཁེལ་ཚོད་ལྟ་བྱས་རྗེས་མཐར་གཅུགས་འགོས་ཡོད་མེད་གཏན་འཁེལ་བྱེད་དགོས། གལ་ཏེ་བརྟག་དཔྱད་འབྲས་བུ་སྲིབ་གཤིས་ཡིན་ཚེ། ཉེན་ཁ་ཆེ་བའི་སྤྱོད་ལམ་ཐོན་རྗེས་ཀྱི་ཟླ་གཉིས་ནས་གསུམ་བར་འགོར་རྗེས་ཡང་བསྐྱར་བརྟག་དཔྱད་བྱས་ཏེ་འགོས་ཡོད་མེད་གཏན་འཁེལ་བྱེད་དགོས།

གལ་ཏེ་སྔོན་ཆད་ཉེན་ཁ་ཆེ་བའི་སྤྱོད་ལམ་ཡོད་ནའང་བརྟག་དཔྱད་བྱས་མེད་ཚེ་གང་མགྱོགས་བརྟག་དཔྱད་བྱེད་དགོས།

༨ གང་དུ་བརྟག་དཔྱད་བྱེད་དགོས་སམ།

ས་གནས་ཁག་གིས་རང་མོས་བློ་འདྲི་དང་བརྟག་དཔྱད་ཀྱི་སྒོ་བསྟེན་སྨན་ཁང་(VCT) གིས་རིན་པ་མི་དགོས་པ་དང་། གསང་བ། གནད་སྨིན་བཅས་ཀྱི་ཨེ་ཌོ་ནད་བློ་འདྲི་དང་བརྟག་དཔྱད་ཀྱི་ཞབས་འདེགས་ཞུ་ཡི་ཡོད། ས་གནས་ཁག་གི་ནད་རིགས་སྔོན་འགོག་ཚོད་འཛིན་ལྟེ་གནས་དང་། རྫོང་རིམ་པ་དང་དེ་ཡན་གྱི་སྨན་ཁང་། མ་བུ་བདེ་སྲུང་ཚན་པ། དེ་བཞིན་གཞི་རིམ་གྱི་སྨན་བཅོས་ཚན་པ་མང་ཆེ་བ་སྟེ། དཔེར་ན་སྡེ་ཁུལ་འཚོ་བསྟེན་ཞབས་ཞུའི་ལྟེ་གནས་

དང་ཤང་སྦྱོང་འཕྲོད་བསྟེན་ཁང་སོགས་སུ་གསང་བ་དང་ཡང་དག་པའི་སྒོ་ནས་ཨེ་ཛི་ནད་བརྟག་དཔྱད་བྱེད་ཀྱི་ཡོད།

༥ ཨེ་ཛི་ནད་ལ་རང་གིས་རང་ལ་བརྟག་དཔྱད་བྱ་ཚོག་གམ།

ཨེ་ཛི་ནད་ལ་རང་གིས་རང་ལ་བརྟག་དཔྱད་བྱེད་པ་ཟེར་བ་ནི་མི་སྒེར་གྱིས་རང་ཉིད་གཅིག་པུའམ་ཡང་ན་ཡིད་ཆེས་ཡོད་པའི་མི་དང་མཉམ་དུ་རང་ཉིད་སོ་སོས་ཁྲག་དང་གཅིན་པ་སོགས་ལ་བརྟག་དཔྱད་བྱེད་པའི་བརྒྱུད་རིམ་ལ་ཟེར། རང་གིས་རང་ལ་བརྟག་དཔྱད་བྱས་རྗེས་འབྲས་བུ་སྤྲིབས་གཤིས་ཡིན་ན། སྤྱིར་བཏང་ཨེ་ཛིའི་ནད་དུག་འགོས་མེད་པ་མཚོན་མོད། འོན་ཀྱང་སྐར་ཁུང་གི་དུས་རིམ་ཡོད་པས། ཟླ་གཉིས་ནས་གསུམ་གྱི་རྗེས་སུ་ཡང་བསྐྱར་བརྟག་དཔྱད་བྱེད་དགོས་པའི་གྲོས་འགོ་འདོན་དགོས། དེ་དང་ཆབས་ཅིག རང་གིས་རང་ལ་བརྟག་དཔྱད་བྱས་པའི་འབྲས་བུ་གདགས་གཤིས་ཡིན་ན། ཨེ་ཛིའི་ནད་དུག་འགོས་པའི་ངེས་པ་མེད་པས། ངེས་པར་དུ་ཆེད་ལས་སྨན་བཅོས་འཕྲོད་བསྟེན་ཚན་པར་སོང་ནས་སྤྱི་ཚམ་བརྟག་དཔྱད་དང་བློ་འདྲི་བྱེད་དགོས། རང་རྒྱལ་ལ་2019ལོར་ཨེ་ཛི་ནད་གཅིན་པའི་རང་བརྟག་ཚོད་ཟས་ཁྲིམ་རར་འདོན་པའི་ཚོག་མཆན་ཐོབ་ཡོད།

གཅིན་པར་རང་གི་རང་ལ་བརྟག་དཔྱད་བྱེད་སྐབས་དོ་སྣང་བྱེད་དགོས་པའི་དོན་ཚན་ནི།

(༡) འཛོག་ཡུན་རིང་དྲགས་པ་དང་། ཕྲ་སྲིན་སྐྱེས་པ། དྲི་མ་ངན་པ་བཅས་ཀྱི་གཙིན་པས་བརྟག་དཔྱད་མ་དཔེ་བྱ་མི་རུང་།

(༢) བརྟག་དཔྱད་ཀྱི་བྱང་བུ་ཁོད་སྙོམས་པོའི་ངོས་སུ་འཛོག་དགོས།

(༣) རྒྱུན་གཏན་གྱི་ཁང་པའི་དྲོད་ཚད་འོག་ཏུ། བརྟག་དཔྱད་ཀྱི་བྱང་བུ་ཐུམ་ཤོག་ནས་བཏོན་རྗེས། སྐར་མ་30ཡི་ནང་ཚུན་དུ་བེད་སྤྱོད་བྱ་དགོས། ཁ་ཕྱེ་ནས་མཁའ་རླུང་གི་ཁྲོད་དུ་འཛོག་པའི་དུས་ཡུན་རིང་དྲགས་པ་དང་བཞའ་ཚན་ཕོག་པ་བཅས་ཀྱིས་བརྟག་དཔྱད་ཀྱི་འབྲས་བུར་ཤུགས་རྐྱེན་མི་ཐེབས་པ་བྱེད་དགོས།

(༤) གཏན་འཁེལ་བྱས་པའི་ལྟ་ཞིབ་བྱེད་ཡུན་གྱི་ནང་དུ། བརྟག་དཔྱད་བྱས་པའི་ཐིག་མཚོན་ཕྱིན་ཁ་དོག་མདོན་གསལ་ཇི་འདྲ་ཡིན་རུང་། ཁ་དོག་མདོན་པར་བརྩི་དགོས།

(༥) འབྲས་བུ་ཡང་དག་མིན་ལ་སྐྱོན་མི་རྒྱག་པའི་ཆེད་དུ། ནག་ཁུང་ནང་དུ་བལྟ་མི་རུང་།

(༦) གཏན་འཁེལ་གྱི་ལྟ་ཞིབ་དུས་ཚོད་ནང་འགྱུར་འབྱུང་གི་དུས་ཡུན་རིང་དྲགས་པའམ་ཐུང་དྲགས་པ་གང་ཡིན་རུང་བརྟག་དཔྱད་ཀྱི་འབྲས་བུར་ཤུགས་རྐྱེན་ཐེབས་སྲིད།

(༧) ཨེ་ཛི་ནད་ཀྱི་ནད་དུག་འགོག་པའི་སྨན་བཅོས་བྱས་ཟིན་པའི་ནད་དུག་འགོས་པའི་མི་དང་ནད་པར། གཙིན་པའི་བརྟག་དཔྱད་ལ་སྲིབས་གཤིས་རྫུན་མ་དོན་པའི་སྲུར་ཚད་ངེས་ཅན་ཡོད་པས་ཡག་ཤོས་བྱུང་ན་སྤྱད་མི་རུང་།

༦ བརྟག་དཔྱད་ཀྱི་འབྲས་བུ་སྒིབས་གཤིས་ཡིན་ན་འགོས་མེད་པ་མཚོན་གྱི་ཡོད་དམ།

བརྟག་དཔྱད་ཀྱི་འབྲས་བུ་སྒིབས་གཤིས་ཡིན་ན། སྔོན་ལ་སྐར་ཁུང་གི་དུས་རིམ་ལས་ཡོལ་མེད་ལྟ་དགོས། གལ་ཏེ་སྐར་ཁུང་གི་དུས་རིམ་ལས་ཡོལ་ཡོད་ན་འགོས་མེད་པ་གཏན་འཁེལ་བྱེད་ཐུབ། ད་ཐེངས་འགོས་མེད་པ་དེས་ཨེ་ཛི་ནད་འགོག་ཐུབ་པའི་ནུས་པ་ཁྱད་པར་ཅན་ཡོད་པ་གསལ་བཤད་བྱེད་མི་ཐུབ། གལ་ཏེ་ཡང་བསྐྱར་ཉེན་ཁ་ཆེ་བའི་སྤྱོད་ལམ་བྱུང་ཚེ་སྔར་བཞིན་འགོས་པའི་ཉེན་ཁ་ཡོད་པས། རང་ཉིད་ཀྱི་ཉེན་ཁ་ཆེ་བའི་སྤྱོད་ལམ་ལ་འགྱུར་བ་མ་བཏང་ཚེ་ཨེ་ཛིའི་ནད་དུག་སྔོན་འགོག་བྱེད་མི་ཐུབ།

གལ་ཏེ་ངེས་གཏན་མིན་པའི་འབྲས་བུ་ཐོན་ན། ཉིང་སྐྱར་བརྟག་དཔྱད་བྱེད་པའམ་ཡང་ན་གཟའ་འཁོར་གཉིས་ནས་བཞི་ཡི་རྗེས་ཡང་བསྐྱར་བརྟག་དཔྱད་བྱས་ནས་ཉིང་སྐྱར་བརྟག་དཔྱད་དམ་ཡང་ན་ཡང་བསྐྱར་བརྟག་དཔྱད་ཀྱི་འབྲས་བུར་གཞིགས་ནས་འགོས་ཡོད་མེད་ཐག་གཅོད་དགོས།

༧ བརྟག་དཔྱད་བྱས་པའི་འབྲས་བུ་གདགས་གཤིས་ཡིན་ན་ཇི་ལྟར་བྱེད་དགོས།

(༡) དང་ཐོག་ད་ལྟ་གནས་ཡུལ་གྱི་རྒྱུས་སམ་རྫོང་གི་ནད་རིགས་སྔོན་འགོག་ཚོད་འཛིན་ལྟེ་གནས་དང་སྨེ་ཁུལ་འཕྲོད་བསྟེན་ཞབས་ཞུ་ལྟེ་གནས་ལ་འབྲེལ་བ་བྱས་ཏེ། གསོ་རིག་གི་ཡང་བསྐྱར་བརྟག་དཔྱད་བྱས་ཏེ། སྨན་བཅོས་

མ་བྱས་གོང་གི་བརྟག་དཔྱད་བྱས་ནས་ནད་དུག་འགོག་པའི་སྨན་བཅོས་ཀྱི་གྲ་སྒྲིག་ལེགས་པར་བྱེད་དགོས།

（༢） ནད་རིགས་སྔོན་འགོག་ཚོད་འཛིན་ལྟེ་གནས་ཀྱི་ངོ་སྤྲོད་ཤོག་བྱང་ལག་ཏུ་འབྱོར་རྗེས། འབྲེལ་ཡོད་ཡིག་ཆ་ཁྱེར་ནས་ས་གནས་དེ་གའི་དུག་གསོན་སྨན་རྫས་ཀྱི་དམིགས་བཙུགས་སྨན་ཁང་དུ་དུག་གསོན་སྨན་རྫས་ཀྱི་སྨན་བཅོས་མ་བྱས་གོང་གཟུགས་པོའི་བརྟག་དཔྱད་བྱེད་པར་བསྐྱོད་དགོས། གཟུགས་པོའི་བརྟག་དཔྱད་ཀྱི་འབྲས་བུ་གཞིར་བཟུང་སྨན་བཅོས་ཇུས་གཞི་གཏན་འཁེལ་བྱེད་དགོས།

（༣） སྨན་པའི་བཀའ་བཞིན། དུས་བཀག་ལྟར་དང་ཚད་གཞི་ལྟར་སྨན་གཏོང་བ་དང་ཡང་བསྐྱར་བརྟག་དཔྱད་བྱེད་དགོས།

༤ བརྟག་དཔྱད་ཀྱི་འབྲས་བུ་གསང་བ་བྱེད་ཐུབ་བམ།

བྱེད་ཐུབ་སྟེ། གོང་དུ་བཤད་པའི་བརྟག་དཔྱད་ལས་ཁུངས་ཚང་མས་གསང་བ་བྱེད་ཀྱི་ཡོད་ལ། ཡང་དག་པའི་ཨེ་ཛི་ནད་ཀྱི་བརྟག་དཔྱད་དང་། བློ་འདྲིའི་ཞབས་ཞུ། བརྟག་དཔྱད་བྱེད་སའི་ཁ་གཏད་ལ་གསོ་རིག་མཛུབ་སྟོན་དང་དགོས་ངེས་སྐབས་སེམས་ཁམས་ཀྱི་རོགས་རམ་བྱེད་ཀྱི་ཡོད། མ་ཟད་ཨེ་ཛིའི་ནད་དུག་འགོས་པའི་མིའི་ཆ་འཕྲིན་ལ་ཁྲིམས་ལུགས་ཀྱིས་སྲུང་སྐྱོབ་བྱེད་ཀྱི་ཡོད། 《ཨེ་ཛི་ནད་འགོག་བཅོས་སྲོལ་ཡིག》གི་དོན་ཚན་སོ་དགུ་པར། རང་ཉིད་དམ་ཡང་ན་ལྟ་སྐྱོང་བའི་མོས་མཐུན་མེད་པར། ལས་ཁུངས་

དང་མི་སྐྱེར་གང་ཙུང་གིས་ཨེ་ཛིའི་ནད་དུག་འགོས་པའི་མི་དང་། ཨེ་ཛི་ནད་པ། དེའི་ནང་མི་བཅས་ཀྱི་མིང་དང་། སྡོད་གནས། ལས་ཁུངས། འདྲ་པར། ནད་རྒྱུས་བཅས་ཀྱི་ཡིག་ཆ་དང་དེ་བཞིན་དེ་སྲུ་ཡིན་མིན་ཚོད་དཔག་ཐུབ་པའི་ཆ་འཕྲིན་གཞན་དག་ཕྱིར་གྱུར་མི་ཆོག་པའི་གཏན་འབེབས་བྱས་ཡོད།

དྲུག་པ། ཨེ་ཛི་ནད་ཀྱི་ངོས་འཛིན་དང་སྨན་བཅོས་བྱེད་ཐབས།

གཅིག ཨེ་ཛི་ནད་ཀྱི་ངོས་འཛིན་བྱེད་ཐབས།

ཨེ་ཛིའི་ནད་དུག་འགོས་པའམ་ཨེ་ཛི་ནད་པ་ངོས་འཛིན་བྱེད་སྐབས་ཐོག་མར་རིམས་ནད་རིག་པའི་སྐོར་ལ་ཞིབ་བཤེར་བྱ་དགོས་པ་སྟེ། མཚན་མའི་ནད་གཞི་ཕོག་མྱོང་ཡོད་མེད་དང་བདེ་འཇགས་མིན་པའི་ཆགས་སྤྱོད་བྱེད་མྱོང་ཡོད་མེད། སྦོད་རྩར་དུག་རྫས་ཀྱི་ཁབ་རྒྱག་མྱོང་ཡོད་མེད། སྨན་བཅོས་བྱེད་པའི་བརྒྱུད་རིམ་ཁྲོད་ཉེན་ཁ་ཡོད་པའི་གནས་ཚུལ་ལྷག་མིན། ཨེ་ཛིའི་ནད་དུག་འགོས་པའམ་ཨེ་ཛིའི་ནད་པའི་བཟའ་ཟླའམ་ཆགས་སྤྱོད་བྱེད་མྱོང་ཡོད་པའི་མི་སོགས་ཡིན། དེ་མིན་ཨེ་ཛིའི་ནད་དུག་འགོས་མིན་གཏན་འཁེལ་བྱེད་པའི་གཞི་འཛིན་ས་གཙོ་བོ་ནི་ཨེ་ཛིའི་ནད་དུག་གི་འགོག་རྫས་དང་ནད་གདོད་རིག་པའི་བརྟག་དཔྱད་བྱ་རྒྱུ་དེ་ཡིན། ཨེ་ཛིའི་ནད་པ་ནི་ཨེ་ཛིའི་ནད་དུག་འགོས་པའི་རྨང་གཞིའི་ཐོག $\mathrm{CD4}^{+T}$རྫེན་བུའི་ཕྲ་ཕུང་དང་ཨེ་ཛི་ནད་ཀྱི་ཁྱད་རྟགས་རང་བཞིན་གྱི་ནད་རྟགས་སོགས་དང་ཟུང་འབྲེལ་བྱས་ནས་ངོས་འཛིན་དགོས།

དར་མ་དང་གཞོན་ནུ་ལོ་ཚུང་། དེ་བཞིན་ཟླ་བ་བཅོ་བརྒྱད་ཡན་ལ་སླེབས་པའི་

བྱིས་པར་གཞམ་གྱི་དོན་ཚན་ནས་གཅིག་དང་མཐུན་ན་ཨེ་ཛིའི་ནད་དུག་འགོས་པ་གཏན་འཁེལ་བྱས་ཆོག་སྟེ།

（༡）ཨེ་ཛིའི་ནད་དུག་གི་ཐོག་མའི་འགོག་རྫས་བརྟག་བཤེར་དང་ཁ་གསབ་འགོག་རྫས་བརྟག་བཤེར་གཉིས་ཀ་གདགས་གཤིས་ཡིན་པ།

（༢）རིམས་ནད་རིག་པའི་ལོ་རྒྱུས་དང་ཨེ་ཛི་ནད་ཀྱི་འབྲེལ་ཡོད་ནད་ཐོག་མངོན་ཚུལ་ཡོད་ལ། ཨེ་ཛིའི་ནད་དུག་གི་ཉིང་སྨྱུར་བརྟག་དཔྱད་ཐེངས་གཉིས་གདགས་གཤིས་ཡིན་པ།

（༣）ཨེ་ཛིའི་ནད་དུག་དབྱེ་འབྱེད་ཀྱི་ཚོད་ལྟའི་འབྲས་བུ་གདགས་གཤིས་ཡིན་པ།

ཟླ་བ་བཅོ་བརྒྱད་དང་དེ་མན་གྱི་བྱིས་པར་གཞམ་གྱི་དོན་ཚན་ནས་གཅིག་དང་མཐུན་ན་ཨེ་ཛིའི་ནད་དུག་འགོས་པ་གཏན་འཁེལ་བྱས་ཆོག་སྟེ།

（༡）ཨེ་ཛིའི་ནད་དུག་འགོས་པའི་མ་ལས་སྐྱེས་པ་དང་ཨེ་ཛིའི་ནད་དུག་གི་ཉིང་སྨྱུར་བརྟག་དཔྱད་ཐེངས་གཉིས་གདགས་གཤིས་ཡིན་པ། དེའི་ནང་ནས་ཐེངས་གཉིས་པ་དེ་ཕྲུ་གུ་སྐྱེས་རྗེས་གཟའ་འཁོར་བཞི་པའི་རྗེས་སུ་བརྟག་དཔྱད་བྱེད་དགོས།

（༢）སྨན་བཅོས་བྱེད་པའི་བརྒྱུད་རིམ་ཁྲིད་ཉེན་ཁ་ཡོད་པའི་གནས་ཚུལ་ཐོན་པ། ཨེ་ཛི་ནད་ཀྱི་ནད་དུག་དབྱེ་འབྱེད་ཀྱི་ཚོད་ལྟའི་མཇུག་འབྲས་གདགས་གཤིས་སམ་ཡང་ན་ཐེངས་གཉིས་ལ་ཨེ་ཛི་ནད་ཀྱི་ནད་དུག་ཉིང་སྨྱུར་བཤེར་འཇལ་

ཚང་མ་གདགས་གཤིས།

（༣）ཨེ་ཛི་འི་ནད་དུག་འགོས་ཡོད་པའི་ཨ་མར་སྐྱེས་པ་དང་ཨེ་ཛི་འི་ནད་དུག་དབྱེ་འབྱེད་ཀྱི་ཚོད་ལྟའི་འབྲས་བུ་གདགས་གཤིས་ཡིན་པ།

གཉིས། ཨེ་ཛི་ནད་ལ་བཅོས་ཐབས་གང་དག་ཡོད་དམ།

ཨེ་ཛི་ནད་ཀྱི་སྨན་བཅོས་བྱེད་ཐབས་གཙོ་བོ་ནི་ནད་དུག་འགོག་པའི་སྨན་བཅོས་རེད། སྤྱིར་བཏང་དུ་དུག་གནོན་སྨན་རྫས་ཀྱི་སྨན་བཅོས་བྱས་ན་ཨེ་ཛི་འི་ནད་དུག་འགོས་པའི་ནད་པའི་ནད་གཞི་ཇེ་སྟུག་ཏུ་འགྲོ་བར་ནར་འགྱངས་ཐུབ་ལ་ཨེ་ཛི་འི་ནད་དུག་མི་གཞན་ལ་འགོས་པའི་གོ་སྐབས་ཉུང་དུ་གཏོང་ཐུབ་པས། ཨེ་ཛི་འི་ནད་དུག་འགོས་པའི་ནད་པ་ཚང་མས་ངེས་པར་དུ་དུག་གནོན་སྨན་རྫས་ཀྱི་སྨན་བཅོས་བྱེད་དགོས།

མིག་སྔར་རྒྱལ་སྤྱིར་ཨེ་ཛི་འི་ནད་དུག་གི་དུག་གནོན་སྨན་རྫས་སྨན་བཅོས་ཐད་བེད་སྤྱོད་གཏོང་བཞིན་པའི་སྨན་རྫས་ལ་རིགས་ཆེ་གྲས་དྲུག་དང་སྣ་ཁ་30ལྷག་ཡོད།

རང་རྒྱལ་གྱིས་ཨེ་ཛི་ནད་ཀྱི་དུག་གནོན་སྨན་རྫས་རིགས་གསུམ་མཉམ་དུ་བསྲེས་ནས་སྨན་བཅོས་བྱེད་ཀྱི་ཡོད། དམིགས་བསལ་གྱི་གནས་ཚུལ་ལའང་སྨན་རྫས་གཉིས་མཉམ་དུ་བསྲེས་ནས་སྨན་བཅོས་བྱ་ཆོག་པའི་བྱེད་ཐབས་ཀྱང་བཏོན་

ཡོད། སྨན་རྫས་ཀྱི་སྨན་བཅོས་བྱེད་ཐབས་ཞིབ་ཕྲ་ནི་ཆེད་ལས་མི་སྣས་བྲིས་པའི་སྨན་ཐོ་གཞིར་བཟུང་སྨན་རྫས་ཟ་དགོས།

གཞན་ཡང་། ད་དུང་འདུས་ནད་དང་མཉམ་ནད་ཀྱི་སྨན་བཅོས་དང་། གོ་སྐབས་རང་བཞིན་གྱི་གཉན་ཚད་སྔོན་འགོག་གི་སྨན་བཅོས། ཕྱིར་བཏང་གི་སྨན་བཅོས་དང་ནད་བསྐྱུན་སྨན་བཅོས་སོགས་ཀྱང་ཡོད།

གསུམ། དུག་གསོད་སྨན་རྫས་ཀྱི་སྨན་བཅོས་ག་དུས་བྱེད་དགོས་སམ།

གལ་ཏེ་ཨེ་ཛི་འི་ནད་དུག་འགོས་ཡོད་པར་གཏན་འཁེལ་བྱུང་ཚེ། CD4+Tརྫི་བུའི་ཕྲ་ཕུང་མང་ཉུང་ག་ཚོད་ཡོད་ཀྱང་དུག་གསོད་སྨན་རྫས་ཀྱི་སྨན་བཅོས་གང་མགྱོགས་བྱེད་དགོས། ངོས་འཛིན་བྱས་རྗེས་ཀྱི་ཉིན་30ནང་དུག་གསོད་སྨན་རྫས་ཀྱི་སྨན་བཅོས་བྱེད་གང་ཐུབ་བྱ་དགོས། ལྷག་པར་དུ་མཉམ་འདུས་ནད་ཀྱི་འཕེལ་རིམ་ཁྲོད་ཀྱི་ནད་པས་ངོས་འཛིན་བྱས་རྗེས་ཉིན་7ནང་ཚུན་དུ་སྨན་བཅོས་བྱ་དགོས། དེ་དག་གི་སྔོན་འགྲོའི་ཆ་རྐྱེན་ནི་དུག་གསོད་སྨན་རྫས་ཀྱི་འཛེམ་བྱའི་ནད་རྟགས་མེད་པ་དེ་ཡིན། གལ་ཏེ་ཚབས་ཆེན་གྱི་འདུས་ནད་དང་འདྲིས་ནད་ཐག་གཅོད་བྱེད་དགོས་པའི་དམིགས་བསལ་གནས་བབ་འོག་སྔོན་ལ་ནད་རིགས་གཞན་དག་སྨན་བཅོས་བྱེད་དགོས་པ་དང་། ནད་བབ་བརྟན་པོ་བྱུང་རྗེས་དུག་གསོད་སྨན་རྫས་ཀྱི་སྨན་བཅོས་གང་མགྱོགས་བྱེད་དགོས། ཨེ་ཛི་འི་ནད་དུག་

འགོས་རྗེས། སྣ་ཙམ་ཤེས་པ་དང་། སྣ་ཙམ་བརྟག་དཔྱད། སྣ་ཙམ་སྨན་བཅོས་བྱས་ན་ནད་བབ་ཇེ་སྡུག་ཏུ་མི་འགྲོ་བའི་ཕན་ཐོགས་ཡོད།

སྣ་ཙམ་ནས་ནད་དུག་འགོག་པའི་སྨན་བཅོས་བྱས་ན་ནད་དུག་འཕེལ་བར་ཚད་གཞི་མཐོ་ཤོས་ཀྱི་སྒོ་ནས་ཚོད་འཛིན་ཐུབ་ལ། ནད་དུག་གི་གྲངས་འབོར་དམའ་རུ་གཏོང་ཐུབ་པ་མ་ཟད། ནད་ཐར་ནུས་པ་སླར་གསོ་བར་ཕན་ནས་རྒྱུན་གཏན་མིན་པའི་ནད་ཐར་ནུས་པའི་ངར་ཡང་ཉུང་དུ་གཏོང་ཐུབ་པས། དེས་ནད་འགོག་བྱེད་ནུས་སླར་གསོ་དང་ནད་དུག་ཁྱབ་ཤུགས་ཆུང་དུ་འགྲོ་བར་ཕན་ནུས་ཡོད། གཉེན་ཉེ་དང་བཟའ་ཟླར་འགོ་ཚད་ཉུང་དུ་གཏོང་བ་དང་མ་ནས་བུར་འགོ་བར་སྔོན་འགོག་ཐུབ་པ། ཨེ་ཛིའི་ནད་དུག་འགོས་ནས་ན་ཚད་དང་ཤི་ཚད་ཉུང་དུ་འགྲོ་བ་དང་ཨེ་ཛི་ནད་མིན་པའི་འབྲེལ་ཡོད་ནད་རིགས་ན་ཚད་དང་ཤི་ཚད་ཉུང་དུ་གཏོང་བ་བཅས་བྱས་ནས་མཐར་ཨེ་ཛི་ནད་པའི་ཚེ་བསྲིང་ཞིང་འཚོ་བའི་སྤུས་ཚད་ལེགས་སུ་གཏོང་ཐུབ་ཀྱི་ཡོད།

སྨན་བཅོས་མ་བྱས་པའི་ནད་པར་ནད་བབ་རྒྱུན་མཐུད་དུ་ཇེ་སྡུག་ཏུ་འགྲོ་ཡི་ཡོད། ཨེ་ཛིའི་ནད་དུག་འགོས་པའི་མིར་ནད་རྟགས་མེད་པ་ཙམ་གྱིས་ཨེ་ཛིའི་ནད་དུག་གིས་མིར་གནོད་འཚེ་མེད་པ་མཚོན་གྱི་མེད། ཨེ་ཛིའི་ནད་དུག་མིར་འགོས་རྗེས་དོས་དྲག་གི་དུས་མཚམས་དང་ནད་རྟགས་མེད་པའི་དུས། མཐར་ཨེ་ཛི་ནད་ཀྱི་ནད་རྟགས་མངོན་པའི་དུས་མཚམས་སུ་སླེབས་ཀྱི་ཡོད། དང་ཐོག་ཨེ་ཛིའི་ནད་དུག་མིར་འགོས་རྗེས། པར་སློག་བརྒྱབ་པ་ལྟར་རྒྱུན་ཆད་མེད་པར

འཕེལ་ཏེ་མིའི་ལུས་ཁམས་ཀྱི་ནད་འགོག་ནུས་ཤུགས་ལ་རྒྱུན་ཆད་མེད་པར་གནོད་སྐྱོན་བཏང་ནས་ལུས་ཁམས་ཀྱི་ནད་འགོག་ནུས་པ་ཆུང་དུ་གཏོང་གི་ཡོད། དེ་ནི་ཤིང་སྡོང་ཆེན་པོའི་ཁོག་ཏུ་སྲུག་པ་འཕེལ་ནས་སྡོང་པོ་ཟ་སྐབས། འབུ་སྨན་རྒྱག་རྒྱུ་ཇི་ཙམ་ཕྱི་ན། སྲུག་ཁྲུང་ཡང་དེ་ཙམ་གྱིས་ཆེ་བ་ཡོད་པ་ལྟར་ཡིན། དུས་དཀྱིལ་དང་དུས་མཇུག་ལ་སླེབས་དུས་འབུ་སྨན་བརྒྱབ་ནས་འབུ་བསད་ཀྱང་ཁོག་རུལ་གསོ་དཀའ་བ་དང་འདྲ། འོན་ཀྱང་ཨེ་ཛིའི་ནད་དུག་འགོས་པའི་མིས་སྨན་བཅོས་ཕྱི་དྲགས་ནའང་སྨན་པའི་བཀའ་མངག་བཞིན་དུས་བཀག་ལྟར་སྨན་བཅོས་བྱས་ན། མིའི་ལུས་ཁམས་ཀྱི་ནད་འགོག་ནུས་ཤུགས་ཇེ་མང་དུ་སོང་ནས་ནད་འགོག་ནུས་པ་ཆེ་རུ་འགྲོ་ཡི་ཡོད། དེར་བརྟེན་དུས་ཡུན་ག་ཚོད་རིང་ཡང་། ཨེ་ཛིའི་ནད་དུག་འགོས་པའི་མིའམ་ནད་པས་སྔ་ཙམ་ནས་ཨེ་ཛིའི་ནད་དུག་གི་དུག་གཉེན་སྨན་རྫས་ཀྱི་སྨན་བཅོས་བྱས་ཏེ་ཚེ་ཚད་རིང་དུ་གཏོང་བ་དང་འཚོ་བའི་སྤུས་ཚད་ལེགས་སུ་གཏོང་དགོས་པའི་བླང་བྱ་དང་ལེན་བྱེད་དགོས།

བཞི། དུག་གཉེན་སྨན་རྫས་ཀྱི་སྨན་བཅོས་ལེགས་འགྲུབ་ཡོང་བའི་གནད་འགག

ཨེ་ཛིའི་ནད་དུག་གི་དུག་གཉེན་སྨན་རྫས་སྨན་བཅོས་ཀྱི་སྨན་རྫས་ཚེ་གང་གཏོང་དགོས། ཡུན་རིང་དང་། ཚད་དང་ལྡན་པ། དུས་བཀག་ལྟར་སྨན་གཏོང་བ་བཅས་ནི་དུག་གཉེན་སྨན་རྫས་ཀྱི་སྨན་བཅོས་ལ་ཐག་གཅོད་རང་བཞིན་

གྱི་ནུས་པ་ཐོན་གྱི་ཡོད། ནད་དུག་འགོག་པའི་སྨན་བཅོས་བྱེད་འགོ་བཙུམས་རྗེས་རང་དགར་གཏོང་མཚམས་འཇོག་མི་རུང་། གནས་ཚུལ་དམིགས་བསལ་འཕྲད་ནས་སྨན་གཏོང་མཚམས་འཇོག་དགོས་ན། ཡིན་གཅིག་སྨན་པའི་བཀའ་ལ་ཉན་ནས་ཚད་དང་མཐུན་པའི་སྨན་རྫས་གཏོང་མཚམས་འཇོག་དགོས། རང་དགར་སྨན་གཏོང་མཚམས་འཇོག་པ་དང་སྨན་གཏོང་ཐེངས་ཆད་པ་ཡིན་ན། ནད་དུག་ཡང་བསྐྱར་འཕེལ་བ་དང་སྨན་འདྲེད་ཤོར་གྱི་ཡོད། སྨན་གཏོང་མཚམས་བཞག་རྗེས་ཡང་བསྐྱར་ནད་དུག་འགོག་པའི་སྨན་བཅོས་བྱེད་དགོས་ན། རང་དགར་དེ་སྔའི་སྨན་རྫས་དེ་དག་གཏོང་མི་རུང་བར། སྨན་པར་དྲིས་ནས་དེ་སྔ་ནང་བཞིན་གཏོང་དགོས་སམ་ཡང་ན་སྔར་བས་བརྟག་དཔྱད་འཕྲུས་ཚང་ཞིག་བྱས་ནས་སྨན་རྫས་བརྗེ་དགོས་མིན་ཐག་གཅོད་བྱ་དགོས།

དུག་གནོན་སྨན་རྫས་ཀྱི་སྨན་བཅོས་བྱེད་འགོ་བཙུམས་རྗེས། དུས་བཀག་ལྟར་བསྐྱར་འདྲི་བྱེད་དགོས། དུས་བཀག་ལྟར་བསྐྱར་འདྲི་དང་། ཞིབ་བཤེར། བརྟག་དཔྱད་བཅས་བྱས་ན། སྨན་བཅོས་ཀྱི་ཕན་འབྲས་ལ་གདེང་འཇོག་བྱེད་ཐུབ་པ་དང་། སྨན་རྫས་མི་འཕྲོད་པ། སྨན་འདྲེད་ཤོར་ཡོད་མེད། དེ་བཞིན་ནད་བབ་ཀྱི་འགྱུར་ལྡོག་བཅས་ལ་ཡང་བསྐྱར་ལྟ་ཞིབ་བྱས་ན་ནད་ཀྱི་འཕེལ་ཚུལ་ལ་བརྡར་ཤ་གཅོད་པར་ཕན་པ་ཡོད། དེ་དང་ཆབས་ཅིག བསྐྱར་འདྲི་དོ་དམ་བརྒྱུད་ནས་སེམས་གསོ་དང་སེམས་ཁམས་ཀྱི་རྒྱབ་སྐྱོར་ཐོབ་ནས་འཚོ་བའི་སྤུས་ཚད་སྔར་བས་ལེགས་སུ་གཏོང་ཐུབ།

༧། དུག་གནོན་སྨན་རྫས་ཀྱི་སྨན་བཅོས་ལ་སྨན་རིན་སྤྲོད་མི་དགོས་སམ།

རང་རྒྱལ་གྱིས་ཨེ་ཛིའི་ནད་དུག་འགོས་པའི་མི་དང་ནད་པར་སྨན་རིན་མི་དགོས་པར་དུག་གནོན་སྨན་རྫས་སྨན་བཅོས་ཀྱི་སྲིད་ཇུས་མགོ་འདོན་བྱས་ཡོད། རྒྱལ་ཁབ་ཀྱིས་སྨན་རིན་མི་དགོས་པའི་ཨེ་ཛིའི་ནད་དུག་གི་དུག་གནོན་སྨན་རྫས་ཀྱི་སྨན་བཅོས་སྨན་རྫས་ཀྱི་དཀར་ཆག་ནང་གི་སྨན་རྫས་ནི་ཆེད་ལས་སྨན་པས་སྨན་བཅོས་ཇུས་གཞི་གཏན་འཁེལ་བྱས་པ་མ་ཟད། སྨན་ཐོ་ཡང་བྲིས་པ་ཞིག་རེད། གཞན་ཡང་། རྒྱལ་ཁབ་ཀྱིས་ནད་དུག་འགོག་པའི་སྨན་བཅོས་དང་ལེན་བྱེད་མཁན་ཨེ་ཛིའི་ནད་དུག་འགོས་པའི་མིར་སྨན་རིན་མི་དགོས་པར་གཤམ་གསལ་གྱི་བརྟག་དཔྱད་བྱེད་ཀྱི་ཡོད་པ་སྟེ། ལོ་ལྟར་གཟུགས་པོའི་ནད་འགོག་ནུས་པ་མཚོན་པའི་CD4+T ཆྲིན་བུའི་ཕྲ་ཕུང་གི་བརྟག་དཔྱད་ཐེངས་གཅིག་དང་བོད་རང་སྐྱོང་ལྗོངས་སུ་ལོ་རེར་ཐེངས་གཉིས་བྱེད་ཀྱི་ཡོད། ལོ་ལྟར་དུག་གནོན་སྨན་རྫས་སྨན་བཅོས་ཀྱི་ཕན་ནུས་བརྟག་དཔྱད་ཐུབ་པའི་ནད་དུག་གི་གྲངས་ཚད་བརྟག་དཔྱད་ཐེངས་རེ། སྨན་བཅོས་ཀྱི་ཕན་ནུས་མི་ལེགས་པའི་ནད་པར་ལོ་ལྟར་ཨེ་ཛིའི་ནད་དུག་གི་སྨན་འདྲིད་ཤོར་ཡོད་མེད་བརྟག་དཔྱད་ཐེངས་རེ་བཅས་བྱེད་ཀྱི་ཡོད།

རྒྱལ་ཁབ་ཀྱིས་མགོ་འདོན་བྱས་པའི་སྨན་རིན་མི་དགོས་པའི་སྨན་རྫས་ཀྱི་སྨན་བཅོས་དང་བརྟག་དཔྱད་བྱས་ཚེ་ནད་དུག་འགོས་པའི་མིའི་གཞི་རྩའི་དགོས

མགོ་སྐྲོང་ཐུབ། ནད་པའི་ནད་བབ་ཀྱི་འགྱུར་ལྡོག་ལ་གཞིགས་ནས་དགོས་མགོ་ལྟར་བརྟག་དཔྱད་ཐེངས་གྲངས་དང་རྣམ་གྲངས་མང་དུ་གཏང་ཆོག

དེ་མིན་ད་ལྟ་ཨེ་ཛིའི་ནད་དུག་གི་དུག་གནོན་སྨན་རྫས་སྨན་བཅོས་ཀྱི་སྨན་རྫས་མང་པོ་སྨན་བཅོས་འགན་བཅོལ་ནང་ཚུད་ཡོད་པས་ཆ་རྐྱེན་ཡོད་པའི་ནད་པར་སྨན་རྫས་དེ་བས་མང་བ་འདེམས་དབང་ཡོད།

བདུན་པ། ཨེ་ཛིའི་ནད་དུག་འགོས་པའི་མིའི་ཁེ་དབང་དང་འོས་འགན།

གཅིག ནད་དུག་འགོས་པའི་མིའི་ཁེ་དབང་།

《ཨེ་ཛི་ནད་འགོག་བཅོས་སྲོལ་ཡིག》ནང་ཨེ་ཛིའི་ནད་དུག་འགོས་པའི་མི་དང་ཨེ་ཛི་ནད་པའི་ཁེ་དབང་ལ་གཏན་འབེབས་གསལ་པོ་བྱས་ཡོད་པ་སྟེ།

ཚན་པ་གང་རུང་དང་མི་སྒེར་སུ་ཞིག་གིས་ཀྱང་ཨེ་ཛིའི་ནད་དུག་འགོས་པའི་མི་དང་། ཨེ་ཛིའི་ནད་པ་དང་དེའི་ནང་མི་བཅས་ལ་མཐོང་ཆུང་བྱ་མི་ཆོག

ཨེ་ཛིའི་ནད་དུག་འགོས་པའི་མི་དང་། ཨེ་ཛིའི་ནད་པ་དང་དེའི་ནང་མི་བཅས་ལ་ལོངས་སུ་སྤྱོད་རྒྱུ་ཡོད་པའི་གཉེན་སྒྲིག་དང་། ལས་ཞུགས། སྨན་བཅོས། སློབ་ཞུགས་སོགས་སྤྱོད་རྒྱུ་ཡོད་པ་ཁྲིམས་མཐུན་ཁེ་དབང་ཡིན་ལ་བཅའ་ཁྲིམས་ཀྱིས་སྲུང་སྐྱོབ་བྱེད་ཀྱི་ཡོད།

མི་སྒེར་རམ་ཡང་ན་ལྟ་སྐྱོང་བའི་མོས་མཐུན་མ་ཐོབ་པར་ཚན་པ་དང་མི་སྒེར་གང་ཞིག་གིས་ཀྱང་ཨེ་ཛིའི་ནད་དུག་འགོས་པའི་མི་དང་། ཨེ་ཛིའི་ནད་པ། དེ་བཞིན་ཁྱིམ་མིའི་རུས་མིང་དང་། སྡོད་གནས། ལས་ཀ་བྱེད་སའི་

ཚན་པ། འདྲ་པར། ན་བའི་སྐོར་གྱི་ཡིག་ཆ་སོགས་ཐོབ་ཐང་གི་ཆ་འཕྲིན་ཞིབ་ཕྲ་ཕྱི་ལ་གྱུར་མི་ཆོག སྨན་བཅོས་ཚན་པས་སྨན་བཅོས་བྱེད་པར་ཡོང་མཁན་ནད་པ་དེ་ཨེ་ཛྀའི་ནད་དུག་འགོས་པའི་མིའམ་ཨེ་ཛྀ་ནད་པར་ཨེ་ཛྀ་ནད་དང་ཡང་ན་ནད་གཞི་གཞན་དག་སྨན་བཅོས་བྱེད་སྐབས་སྨན་བཅོས་མི་བྱེད་པ་སོགས་བྱེད་མི་རུང་།

གཉིས། ཨེ་ཛྀ་ནད་འགོས་པའི་མིའི་འོས་འགན།

དེ་དང་ཆབས་ཅིག 《ཨེ་ཛྀ་ནད་འགོག་བཅོས་སྲོལ་ཡིག》ནང་ཨེ་ཛྀའི་ནད་དུག་འགོས་པའི་མི་དང་ཨེ་ཛྀ་ནད་པས་དེར་བསྟུན་འོས་འགན་སྒྲུབ་དགོས་པའི་གཏན་འབེབས་ཀྱང་བྱས་ཡོད་པ་སྟེ།

ཨེ་ཛྀའི་ནད་དུག་འགོས་པའི་མི་དང་ཨེ་ཛྀ་ནད་པས་ནད་རིགས་སྔོན་འགོག་ཚོད་འཛིན་ལྟེ་གནས་སམ་ཡང་ན་རྒྱལ་མཚམས་འཛུལ་སྒྲོལ་རིམས་ནད་ཞིབ་བཤེར་ལས་ཁུངས་ཀྱི་ནད་ཡམས་རིག་པའི་བརྟག་དཔྱད་དང་མཛུབ་སྟོན་དང་ལེན་བྱེད་དགོས།

རང་ཉིད་ལ་ཨེ་ཛྀའི་ནད་དུག་འགོས་པའམ་ཡང་ན་ན་བའི་དོན་དངོས་ངེས་པར་དུ་དུས་ཐོག་ལ་ལུས་འབྲེལ་བྱུང་བའི་མི་ལ་ཤོད་དགོས།

སྨན་པ་བསྟེན་དུས། རང་ཉིད་ལ་ཨེ་ཛྀའི་ནད་དུག་འགོས་པའམ་ཡང་ན་ན་

བའི་དོན་དངོས་ཇི་མ་ཇི་བཞིན་སྨན་པར་ཤོད་དགོས།

དགོས་ངེས་ཀྱི་འགོག་སྲུང་བྱེད་ཐབས་སྤྱད་ནས་མི་གཞན་ལ་མི་འགོ་བར་བྱེད་དགོས།

བྱེད་ཐབས་གང་ཉུང་ལ་བརྟེན་ནས་རྐང་བཙུགས་ཏེ་ཨེ་ཛིའི་ནད་དུག་མི་གཞན་ལ་འགོས་མི་ཚོག ཨེ་ཛིའི་ནད་དུག་འགོས་པའི་མིའམ་ཡང་ན་ཨེ་ཛི་ནད་པས་རྐང་བཙུགས་ནས་ཨེ་ཛིའི་ནད་དུག་མི་གཞན་ལ་འགོས་ན། ཁྲིམས་ལྟར་དམངས་དོན་ཀུན་གསལ་འཇལ་བའི་འགན་འཁྲི་འཁུར་དགོས། ནག་ཉེས་གྲུབ་ན་ཁྲིམས་ལྟར་ཉེས་དོན་འགན་འཁྲི་རྩད་གཅོད་བྱེད་དགོས།

གསུམ། རྐང་བཙུགས་ནས་ཨེ་ཛིའི་ནད་དུག་མི་གཞན་ལ་འགོས་ན་བཅའ་ཁྲིམས་ཀྱི་འགན་འཁྲི་འཁུར་དགོས།

《ཀྲུང་ཧྭ་མི་དམངས་སྤྱི་མཐུན་རྒྱལ་ཁབ་ཀྱི་འགོས་ནད་འགོག་བཅོས་སྐོར་གྱི་བཅའ་ཁྲིམས》ཀྱི་དོན་ཚན་དོན་བདུན་པར་གཏན་འབེབས་བྱས་དོན། ཚན་པ་དང་མི་སྒེར་གྱིས་བཅའ་ཁྲིམས་འདིའི་གཏན་འབེབས་ལས་འགལ་ཏེ་འགོས་ནད་འགོས་ནས་གང་སར་མཆེད་དེ་སྐྱེ་བོ་གཞན་གྱི་ལུས་ཁམས་དང་རྒྱུ་ནོར་ལ་གནོད་འཚེ་བཟོས་རིགས་ཁྲིམས་ལྟར་དམངས་དོན་གྱི་འགན་འཁྲི་འཁུར་དགོས་པའི་གཏན་འབེབས་བྱས་ཡོད།

《ཨེ་ཛི་ནད་འགོག་བཅོས་སྒྲོལ་ཡིག》གི་དོན་ཚན་རེ་གཉིས་པར་གཏན་འབེབས་བྱས་དོན། ཨེ་ཛིའི་ནད་དུག་འགོས་པའི་མིའམ་ཡང་ན་ཨེ་ཛིའི་ནད་པས་རྐང་བཙུགས་ནས་ཨེ་ཛི་ནད་མི་གཞན་ལ་འགོས་ན། ཁྲིམས་ལྟར་དམངས་དོན་གུན་གསབ་འགན་འཁྲི་འཁུར་དགོས། ནག་ཉེས་གྲུབ་ཚེ་ཁྲིམས་ལྟར་ཉེས་དོན་འགན་འཁྲི་རྩད་གཅོད་བྱེད་དགོས་པའི་གཏན་འབེབས་བྱས་ཡོད།

《ཀྲུང་ཧྭ་མི་དམངས་སྤྱི་མཐུན་རྒྱལ་ཁབ་ཀྱི་ཉེས་ཁྲིམས》ཀྱི་དོན་ཚན་སུམ་བརྒྱ་དྲུག་བཅུ་པར་གཏན་འབེབས་བྱས་དོན། རང་ཉིད་ལ་རིག་དུག་དང་གྲངས་གཞི་སོགས་མཚན་མའི་ནད་ཚབ་ཡོད་པ་ཤེས་བཞིན་དུ་སྨད་འཚོང་འཆལ་རྒྱུག་བྱེད་མཁན་ལ་དུས་བཀག་བཙོན་བཅུག་ལོ་ལྔ་མན་དང་བཙན་ཞར་རམ་རྩིས་སྐྱོད་ངོ་དམ་གྱི་ཉེས་ཆད་གཅོད་རྒྱུ་དང་དངུལ་ཆད་གཏོང་རྒྱུ། 2017ལོའི་ཟླ་7ཚེས་25ཉིན་ནས་བཟུང་ལག་ལེན་བསྟར་བའི《སྨད་འཚོང་སྒྲིག་འཛུགས་དང་། བཙན་ཤེད། བསླུ་ཁྲིད། ཉར་བ། ངོ་སྐྱོད་བཅས་བྱས་པའི་ཉེས་དོན་གྱི་གྱོད་གཞི་སྐྱབ་པར་སྤྱོད་འཐུས་ཀྱི་བཅའ་ཁྲིམས་གནད་དོན་འགའ་ཞིག་སྐོར་གྱི་ཆེས་མཐོའི་མི་དམངས་ཁྲིམས་ཁང་དང་ཆེས་མཐོའི་མི་དམངས་ཞིབ་དཔྱོད་ཁང་གི་འགྲེལ་བཤད》(ཁྲིམས་འགྲེལ [2017] ཡིག་ཨང་13པ) དུ་གཏན་འབེབས་བྱས་དོན། རང་ཉིད་ལ་ཨེ་ཛི་ནད་ཐོག་པའམ་ཨེ་ཛིའི་ནད་དུག་འགོས་ཡོད་པ་ཤེས་བཞིན་དུ་སྨད་འཚོང་འཆལ་རྒྱུག་བྱེད་པའི་རིགས་ལ་ཉེས་ཁྲིམས་ཀྱི་དོན་ཚན་སུམ་བརྒྱ་དྲུག་ཙུ་པའི་གཏན་འབེབས་ལྟར་མཚན་མའི་འགོས་ནད་

མི་གཞན་ལ་འགོས་ན་ནག་ཉེས་གཏན་འཁེལ་བྱས་ནས་ཉེས་ཆད་ལྷི་པོ་གཅོད་དགོས་པའི་གཏན་འབེབས་བྱས་ཡོད།

གཤམ་གྱི་གནས་ཚུལ་གཅིག་ཡོད་པའི་རྐྱེན་གྱིས་གཞན་ལ་ཨེ་ཛིའི་ནད་དུག་འགོས་ན། ཉེས་ཁྲིམས་ཀྱི་དོན་ཚན་གོ་ལྔ་པའི་ནང་ཚན་གསུམ་པའི"མི་ལུས་བདེ་ཐང་ལ་གནོད་འཚེ་ཚབས་ཆེན་བཟོས་པའི་རིགས་གཞན་དག"ཅེས་པའི"གནོད་འཚེ་ཚབས་ཆེན"ལ་ངོས་འཛིན་བྱེད་པ་དང་། ཉེས་ཁྲིམས་ཀྱི་དོན་ཚན་ཉིས་བརྒྱ་སོ་བཞི་པའི་ནང་གསེས་གཉིས་པའི་གཏན་འབེབས་ལྟར་ཁང་བཙུགས་ནས་གཞན་ལ་གནོད་འཚེ་བཏང་བའི་ནག་ཉེས་ལ་གཏན་འཁེལ་བྱས་ནས་ཉེས་ཆད་གཅོད་དགོས་པ་སྟེ།

（༡） རང་ཉིད་ལ་ཨེ་ཛིའི་ནད་དུག་འགོས་ཡོད་པ་ཤེས་བཞིན་དུ་སྨད་འཚོང་འཆལ་རྒྱུག་བྱས་པའི་རིགས།

（༢） རང་ཉིད་ལ་ཨེ་ཛིའི་ནད་དུག་འགོས་ཡོད་པ་ཤེས་བཞིན་དུ་ཁང་བཙུགས་ནས་འགོག་སྲུང་བྱ་ཐབས་མ་སྤྱད་པར་གཞན་དང་ལུས་འབྲེལ་བྱས་པའི་རིགས།

གཤམ་གྱི་གནས་ཚུལ་གཅིག་ཡོད་ཕྱིན"ཤེས་བཞིན་པ"ཡིན་པར་ངོས་འཛིན་བྱེད་ཀྱི་ཡོད།

（༡） དེ་སྔ་སྨན་ཁང་ངམ་ཡང་ན་སྨན་བཅོས་ཚན་པ་གཞན་དག་ཏུ་སྨན་པ་བསྟེན་པ་དང་ཡང་ན་བརྟག་དཔྱད་བྱེད་པར་སོང་བའི་དཔང་རྟགས་ཡོད་

ཅིང་། མཚན་མའི་འགོས་ནད་ཚབས་ཆེན་པོག་པར་གཏན་འཁེལ་བྱུང་བ།

（༢）རང་ཉིད་ཀྱི་ཤེས་ཡོན་དང་ཉམས་མྱོང་ལ་བརྟེན་ནས་རང་ཉིད་ལ་མཚན་མའི་འགོས་ནད་ཚབས་ཆེན་པོག་ཡོད་པ་ཤེས་པ།

（༣）བྱེད་ཐབས་གཞན་དག་ལ་བརྟེན་ནས་བྱ་སྤྱོད་སྤེལ་མཁན་ནི“ཤེས་བཞིན་དུ”ཡིན་པའི་ར་སྤྲོད་ཐུབ་པ།

རྐང་བཙུགས་ནས་ཨེ་ཛིའི་ནད་དུག་མི་གཞན་ལ་འགོས་པའི་བྱ་སྤྱོད་ནི་སྤྱི་ཚོགས་ཀྱི་ཀུན་སྤྱོད་དང་གོམས་སྲོལ་བཟང་པོར་གནོད་འཚེ་བཏང་བ་ཞིག་ཡིན་པ་མ་ཟད། ལྷག་པར་དུ་གནོད་འཚེ་པོག་མཁན་གྱི་མིའི་ལུས་སེམས་བདེ་ཐང་ལ་གནོད་འཚེ་ཆེན་པོ་བཟོ་ཡི་ཡོད། རང་རྒྱལ་གྱིས་ཨེ་ཛིའི་ནད་དུག་འགོས་པའི་མིར་ཕྱོགས་གཅིག་ནས“མི་དགོས་པ་བཞི་དང་གཟིགས་སྐྱོང་གཅིག”གི་གཟིགས་སྐྱོང་རོགས་སྐྱོར་སྲིད་ཇུས་ལག་ལེན་བསྟར་བ་དང་དུས་མཚུངས། རང་ཉིད་ལ་ཨེ་ཛི་ནད་འགོས་པ་ཤེས་བཞིན་དུ་རྐང་བཙུགས་ནས་སྤྱི་ཚོགས་ལ་འཁོན་ལན་བསློགས་པ་དང་རྐང་བཙུགས་ནས་མི་གཞན་ལ་འགོས་ན། བཅའ་ཁྲིམས་ཀྱི་ཆད་པ་གཅོད་ཀྱི་ཡོད་པ་དེས་ཨེ་ཛི་ནད་འགོག་བཅོས་ཀྱི་ལས་དོན་ཐད་སྟོན་འགོག་གཙོ་བོར་འཛིན་པ་དང་འགོག་བཅོས་ཟུང་འབྲེལ་གྱི་བྱེད་ཕྱོགས་མཐའ་འཁྱོངས་བྱེད་པ་གང་ལེགས་མངོན་གྱི་ཡོད།

（༤）ཉེན་བརྡའི་ཕྱོད་དཔེ།

གྱོད་དཔེ་དང་པོ།

ཨེ་ཌིའི་ནད་དུག་འགོས་རྗེས་སྔར་བཞིན་སྨད་འཚོང་བྱ་སྤྱོད་སྤེལ་བས་མཚན་མའི་འགོས་ནད་ཁྱབ་སྤེལ་བཏང་བའི་ནག་ཉེས་ཀྱི་ཆད་པ་བཅད་པ།

ཀྲེ་ཅང་ཞིབ་དཔྱོད་དྲུ་བར་གཞིགས་ན། 2018ལོའི་ཟླ་4ཚེས་11ཉིན་ཞའོ་ཧྭང་གིས་སྨད་འཚོང་བྱ་སྤྱོད་སྤེལ་བས་ཀུས་ཀྲོའུ་གྲོང་ཁྱེར་སྤྱི་བདེ་ཅུས་ཀུས་ཅང་ཡན་ལག་ཅུས་ཀྱིས་སྲིད་འཛིན་བཀག་ཉར་ཉིན་ལྔ་བྱས་པ་དང་དུས་མཚུངས། ཀུས་ཀྲོའུ་གྲོང་ཁྱེར་ནད་རིགས་སྔོན་འགོག་ཚོད་འཛིན་ལྟེ་གནས་ཀྱིས་ཞའོ་ཧྭང་ལ་ཨེ་ཌི་ནད་ཡོག་པ་གཏན་འཁེལ་བྱས།

2018ལོའི་ཟླ་8པར་ལམ་ནོར་ལྟོག་ཤེས་མེད་པའི་ཞའོ་ཧྭང་གིས་རང་ཉིད་ལ་ཨེ་ཌི་ནད་འགོས་པ་ཤེས་བཞིན་དུ་ཀུས་ཅང་གྲོང་ཁྱུལ་གྱི་ཁང་པ་ཞིག་གླས་ནས་མུ་མཐུད་སྨད་འཚོང་གི་བྱ་སྤྱོད་སྤེལ། 2018ལོའི་ཟླ་11ཚེས་19ཉིན་གྱི་དགོང་མོར། ཞའོ་ཧྭང་གིས་བོགས་གཏོང་ཁང་པའི་སྒོ་འགྲམ་དུ་སྐྱེས་པ་ཞ་ལེང་དང་སྨད་འཚོང་རིན་གོང་འགྲིག་རྗེས། བོགས་ཁང་གི་སྒོ་ར་རྒྱབ་མའི་ཁང་ཆུང་དུ་ཞའོ་ཧྭང་དང་ཞ་ལེང་གཉིས་ལུས་འབྲེལ་བྱུང་། སྤྱི་བདེ་ལས་ཁུངས་ཀྱིས་རྩད་ཆོད་ནས་བཟུང་པར་ཞའོ་ཧྭང་དང་ཞ་ལེང་གིས་སྨད་འཚོང་འཆལ་རྒྱུག་གི་བྱ་སྤྱོད་ཚང་མ་ཁས་བླངས་པ་རེད།

ཁྲིམས་ཁང་གི་ཞིབ་གཅོད་བྱས་པ་ལྟར་ན། ཞུ་སྦྱོར་ཕྱི་མ་ཞའོ་ཧྭང་གིས་རང་ཉིད་ལ་ཨེ་ཌི་ནད་ཡོག་པ་ཤེས་བཞིན་དུ་སྨད་འཚོང་བྱ་སྤྱོད་སྤེལ་བས་མཚན་མའི་འགོས་ནད་མི་གཞན་ལ་འགོས་པའི་ནག་ཉེས་སུ་གྲུབ། 2017ལོའི་ཟླ་7པར་ཆེས་མཐོའི་མི་དམངས་ཁྲིམས་ཁང་དང་ཆེས་མཐོའི་མི་དམངས་ཞིབ་དཔྱོད་ཁང་གི《སྨད་འཚོང་སྒྲིག་འཛུགས་དང་། བཙན་སྐུལ། བསྐུ་ཁྲིད། ཉར་

བ། ངོ་སྤྲོད་བཅས་བྱས་པའི་ཤེས་དོན་གྱི་གྲོད་གཞི་སྦྱུབ་པར་སྤྱོད་འཕྲུས་ཀྱི་བཅའ་ཁྲིམས་གནད་དོན་འགའ་ཞིག་སྐོར་གྱི་འགྲེལ་བཤད》ཀྱི་གཏན་འབེབས་ལ་གཞིགས་ན། རང་ཉིད་ལ་ཨེ་ཛི་ནད་འགོས་པའམ་ཨེ་ཛི་ནད་དུག་འགོས་ཡོད་པ་ཤེས་བཞིན་དུ་སྨད་འཚོང་འཆལ་སྤྱུག་བྱེད་མཁན་ལ་ཉེས་ཆད་ལྗི་པོ་བཅད་པ་རེད། 2019ལོའི་ཟླ་4ཚེས་10ཉིན། ཆུས་ཀྲོའུ་གྲོང་ཁྱེར་ཆུས་ཅང་ཆུས་མི་དམངས་ཁྲིམས་ཁང་གིས་ཡང་བསྐྱར་དང་པོའི་དཔྱད་མཚམས་བཏང་སྟེ། མཚན་མའི་འགོས་ནད་ཁྱབ་སྤེལ་བཏང་བའི་ནག་ཉེས་ལ་བརྟེན་ནས་ཞའོ་ཧྲང་ལ་དུས་བཀག་བཙོན་འཇུག་ལོ་གཅིག་དང་ཟླ་དྲུག་གི་ཉེས་ཆད་བཅད་པ་མ་ཟད། ད་དུང་དངུལ་ཆད་སྒོར་ཉིས་སྟོང་བཏང་བ་རེད།

གྲོད་དཔེ་གཉིས་པ།

ཨེ་ཛིའི་ནད་དུག་འགོས་རྗེས་ད་དུང་གཞན་དང་ལུས་འབྲེལ་བྱས་པས་རྐང་བཙུགས་ཏེ་གཞན་ལ་གནོད་འཚེ་བཏང་བའི་ནག་ཉེས་ཀྱི་ཆད་པ་བཅད་པ།

ཀྲུང་གོའི་ཁྲིམས་གཙོད་ཡིག་རིགས་ཀྱི་དྲ་བར་གཞིགས་ན། 2014ལོའི་ཟླ་6ཚེས་18ཉིན། ཞུ་སྦྲོར་ཕྲུ་མ་ཁྲིན་ཆེ་གེ་མོའི་ཨེ་ཛིའི་ནད་དུག་གི་དུག་སྲིན་འགོག་རྫས་གདགས་གཞིས་ཡིན་པ་གཏན་འཁེལ་བྱུང་བ་རེད། ཅན་དབྱང་གྲོང་ཁྱེར་ནད་རིགས་སྔོན་འགོག་ཚོད་འཛིན་ལྟེ་གནས་ཀྱིས་གཏན་འཁེལ་བྱུང་བའི་འབྲས་བུ་ཁ་པར་ནས་ཁྲིན་ཆེ་གེ་མོར་བརྒྱད། འོན་ཀྲང་ཞུ་སྦྲོར་ཕྲུ་མ་ཁྲིན་ཆེ་གེ་མོས་སྨན་བཅོས་མ་བྱས་པ་མ་ཟད། 2016ལོའི་ལོ་སྨད་དུ་ཁ་པར་གྱི་མཉེན་ཆས་བརྒྱུད་དེ་སྐབས་དེ་དུས་ན་སོ་དར་ལ་མ་བབས་པའི་

ཕང་ཆེ་ཀེ་མོ་རྣན་དང་། ཕང་ཆེ་ཀེ་མོ་ཁྲིང་། ཚའོ་ཆེ་ཀེ་མོ། གནོད་འཚེ་ཕོག་མཁན་ཀྲོའུ་ཆེ་ཀེ་མོ་ལུང་བཅས་དང་སྤྱ་རྗེས་སུ་ངོ་ཤེས་བཏང་ཞིང་། རྐང་བཙུགས་ནས་སྲུང་ཤུབས་སོགས་བེད་སྤྱོད་མ་བྱས་པར་མི་དེ་དག་དང་མཚན་མཐུན་ལུས་འབྲེལ་བྱས། 2018ལོའི་ཟླ་5པ་ཙམ་ནས་ཁྲིན་ཆེ་ཀེ་མོས་ཀྲོའུ་ཆེ་ཀེ་མོ་ལུང་དང་མཉམ་དུ་ཐེངས་མང་བསྟུད་པ་མ་ཟད། རྐང་བཙུགས་ནས་སྲུང་ཤུབས་སོགས་བེད་སྤྱོད་མ་བྱས་པར་ལུས་འབྲེལ་བྱས། 2019ལོའི་ཟླ་4ཚེས་18ཉིན། ཀྲོའུ་ཆེ་ཀེ་མོ་ལུང་ལ་ཅན་དཔྱད་ནད་རིགས་སྔོན་འགོག་ཚོད་འཛིན་ལྟེ་གནས་ནས་ཨེ་ཛིའི་ནད་དུག་གི་དུག་སྲིན་འགོག་རྫས་གདགས་གཤིས་ཡིན་པ་གཏན་འཁེལ་བྱུང་།

ཁྲིམས་ཁང་གིས་ཞུ་སྐྱོར་ཕྱི་མ་ཁྲིན་ཆེ་ཀེ་མོས་རང་ཉིད་ལ་ཨེ་ཛི་ནད་ཕོག་པ་ཤེས་བཞིན་དུ་རྐང་བཙུགས་ནས་འགོག་སྲུང་བྱ་ཐབས་མ་སྤྱད་པར་གནོད་འཚེ་ཕོག་མཁན་ཀྲོའུ་ཆེ་ཀེ་མོ་ལུང་དང་ལུས་འབྲེལ་བྱས་ནས་གནོད་འཚེ་ཕོག་མཁན་ལ་ཨེ་ཛི་ནད་བགོས་པའི་བྱ་སྤྱོད་ནི་རྐང་བཙུགས་ནས་གནོད་འཚེ་བཏང་བའི་ནག་ཉེས་སུ་གྲུབ་པས་ཁྲིམས་ལྟར་ཉེས་དོན་འགན་འཁྲི་ཆད་གཅོད་བྱེད་དགོས་པའི་ངོས་འཛིན་བྱས།

2019ལོའི་ཟླ་12ཚེས་30ཉིན། སི་ཁྲོན་ཞིང་ཆེན་ཅན་དབྱང་གྲོང་ཁྱེར་མི་དམངས་ཁྲིམས་ཁང་གིས་ཡང་བསྐྱར་དང་པོའི་དཔྱད་མཚམས་བཏང་ནས་ཞུ་སྐྱོར་ཕྱི་མ་ཁྲིན་ཆེ་ཀེ་མོས་རྐང་བཙུགས་ནས་གནོད་འཚེ་བཏང་བའི་ནག་ཉེས་བསགས་པས་དུས་བཙོན་ལོ་གསུམ་དང་ཟླ་གཉིས་ཀྱི་ཆད་པ་བཅད་པ་རེད།

ཟུར་བཀོད་འབྲེལ་ཡོད་བཅའ་ཁྲིམས་ཀྱི་དོན་ཚན། 《ཀྲུང་ཧྭ་མི་དམངས་སྤྱི་

མཐུན་རྒྱལ་ཁབ་ཀྱི་ཉེས་ཁྲིམས》དོན་ཚན་ཉིས་བརྒྱ་སོ་བཞི་པར། རྐང་བཙུགས་ནས་གཞན་གྱི་ལུས་ཁམས་ལ་གནོད་འཚེ་བཏང་བའི་རིགས་ལ་དུས་བཙོན་ལོ་གསུམ་མན་ནམ་བཙན་ཉར་ལས་སྐུལ་ལམ་རྩིས་སྐྱོད་དོ་དམ་གྱི་ཉེས་ཆད་གཅོད་དགོས། གོང་གསལ་ནང་གསེས་སུ་འགོད་པའི་ནག་ཉེས་བསགས་ཏེ་གཞན་ལ་རྨས་སྐྱོན་ཚབས་ཆེན་བཟོས་རིགས། དུས་བཙོན་ལོ་གསུམ་ཡན་ནས་ལོ་བཅུ་མན་བར་གྱི་ཉེས་ཆད་གཅོད་དགོས་པ་དང་། མི་ཤི་བའམ་ཡང་ན་གདུག་རྩུབ་ཏ་ཅང་ཆེ་བའི་བྱེད་ཐབས་ལ་བརྟེན་ནས་གཞན་ལ་རྨས་སྐྱོན་ཚབས་ཆེན་བཏང་སྟེ་དབང་པོ་སྐྱོན་ཅན་ཚབས་ཆེན་བཟོས་རིགས་ལ་དུས་བཙོན་ལོ་བཅུ་ཡན་ནམ་ཡང་ན་ཚེ་བཙོན་ནམ་སྲོག་ཐོག་གི་ཉེས་ཆད་གཅོད་དགོས། ཉེས་ཁྲིམས་འདིར་ལོགས་སུ་གཏན་འབེབས་བྱས་ཡོད་རིགས། གཏན་འབེབས་གཞིར་བཟུང་ལག་ལེན་བསྟར་དགོས།

བརྒྱད་པ། ཨེ་ཛི་ནད་དང་དུག་རྫས།

གཅིག ཅི་ཞིག་ལ་དུག་རྫས་ཟེར།

《ཀྲུང་ཧྭ་མི་དམངས་སྤྱི་མཐུན་རྒྱལ་ཁབ་ཀྱི་ཉེས་ཁྲིམས》ཀྱི་དོན་ཚན་སུམ་བརྒྱ་ལྔ་བཅུ་ང་བདུན་པའི་གཏན་འབེབས་ལ་གཞིགས་ན། དུག་རྫས་ནི་ཉལ་ཐ་དང་། ཧེ་རུན། ཅ་ཅི་ཕུན་པིན་ཨན་ནམ（འཁྱུགས་དུག） མཱ་ཧྥི། སོ་མ་ར་ཙ། ཁོ་ཁ་དབྱིན། དེ་བཞིན་རྒྱལ་ཁབ་ཀྱིས་དོ་དམ་བྱེད་ཁོངས་སུ་གཏན་འབེབས་བྱས་པའི་མི་དབྱིངས་ལ་ཚུད་པའི་སྨྱིད་སྨན་དང་སེམས་ནད་སྨན་བཅོས་ཀྱི་སྨན་རྫས་གཞན་དག་ལ་ཟེར། 《སྨྱིད་སྨན་དང་སེམས་ནད་སྨན་བཅོས་ཀྱི་སྨན་རྫས་ཀྱི་དཀར་ཆག》དུ་སྨྱིད་སྨན་རིགས་121དང་སེམས་ནད་སྨན་བཅོས་ཀྱི་སྨན་རིགས་130གསལ་པོར་བཀོད་ཡོད། དུག་རྫས་ལ་སྲོལ་རྒྱུན་གྱི་དུག་རྫས་དང་། སྦྱོར་སྦྱིབ་དུག་རྫས། དེ་མིན་དུག་རྫས་གསར་པ་བཅས་ཡོད།

གཉིས། རྒྱུན་མཐོང་གི་དུག་རྫས།

༡ སྲོལ་རྒྱུན་གྱི་དུག་རྫས།

སྲོལ་རྒྱུན་གྱི་དུག་རྫས་ཞེས་པ་ནི་ཉལ་ཐ་དང་དར་ཁྲབ་སྦྲ་ཤོས་ཀྱི་ཧེ་རུ་ན་སོགས་ཨ་ཕེན་རིགས་ཀྱི་དུག་རྫས་ལ་ཟེར། སྲོལ་རྒྱུན་གྱི་དུག་རྫས་ནི་རྒྱ་མེན་སོགས་ཀྱི་རྩི་ཤིང་ལས་ལེན་གྱི་ཡོད། དེའི་ཁོངས་སུ་ཉལ་ཐ་དང་། ཧེ་རུ་ན། ཁོ་ཁ་དབྱིན། སོ་མ་ར་ཙ་སོགས་ཚུད་ཡོད།

སྲོལ་རྒྱུན་གྱི་དུག་རྫས་ལས་ཧེ་རུ་ན་ནི་མིག་སྔར་གང་བྱུང་དུ་སྤྱོད་པའི་དུག་རྫས་དར་ཁྲབ་ཆེ་ཤོས་ཀྱི་གྲས་ཤིག་རེད། ཧེ་རུ་ན་ནི་ཤུགས་དྲག་ཤིན་ཏུ་ཆེ་བའི་དབང་རྩའི་ཚོར་འཛིན་སྨན་རྫས་ཤིག་རེད། མང་ཆེ་བ་ཤེལ་གཟུགས་ཅན་གྱི་ཕྱེ་མ་དཀར་པོ་རེད། དེས་དང་ཐོག་མི་རྣམས་ལ་ངར་ཤ་སློང་བའི་སྣང་ངོ་འཆར་དུ་འཇུག་མོད། འོན་ཀྱང་མྱུར་དུ་ཚོར་འཛིན་ཐེབས་ནས་ལུས་པོའི་དབང་པོ་དང་ཕུང་གྲུབ་སོ་སོའི་རྒྱུན་གཏན་གྱི་ནུས་པར་འགོག་རྐྱེན་དང་ཚོད་འཛིན་ཐེབས་ཤིང་། ལྷག་པར་དུ་དབུགས་འབྱིན་རྔུབ་ཀྱི་ལྟེ་གནས་ལ་ཚབས་ཆེན་སྨྲིད་དེ་དུག་རྫས་འཐེན་མཁན་ཤི་ཡི་ཡོད།

༢ འདྲེ་སྦྱོར་གྱི་དུག་རྫས།

"འདྲི་སྦྱོར་གྱི་དུག་རྫས"ནི་སྤྱོལ་རྒྱུན་གྱི་སྦྲིད་སྨན་དུག་རྫས་ཉལ་ཐ་དང་ཧེ་ཏུན་ལ་བསྐྱོས་ནས་བཟོས་པ་ཞིག་རེད། འདྲི་སྦྱོར་གྱི་དུག་རྫས་ནི་རྫས་འགྱུར་གྱིས་སྦྱོར་སྡེབ་གཙོ་བོ་བྱས་པའི་སེམས་ཁམས་སྨན་བཅོས་ཀྱི་སྨན་རྫས་ཤིག་ཡིན་ལ། དེར་འཁྲུག་དུག་དང་། མ་ཀྱུ། མགོ་གཡུག་རིལ་བུ། སྐྱིད་ཆུ་དང་ལྷ་ཆུ་ཟེར་བ་སོགས་ཚུད་ཡོད། འདྲི་སྦྱོར་གྱི་དུག་རྫས་ཐད་ཀར་མིའི་དབང་རྩའི་ལྟེ་བར་ནུས་པ་ཐོན་ནས་ལ་ལར་ངར་ལང་བ་དང་ལ་ལར་འཁྲུལ་སྣང་སྐྱེ་བའི་བྱེད་ནུས་ལྡན་ལ། ལ་ལར་དབང་རྩའི་ལྟེ་བར་ཆོད་འཛིན་བྱེད་པའི་ནུས་པའང་ཡོད། དཔེར་ན། འཁྲུགས་དུག་ཡུན་རིང་གང་བྱུང་དུ་སྤྱད་ན་དལ་བའི་རང་བཞིན་གྱི་དུག་ཕོག་པ་དང་། གཟུགས་པོའི་ལྡིད་ཚད་ཆག་པ། ཤ་སྐམ་པ། སྨུག་པོ། རྣག་ཁུག་པ། སེན་མོ་སོབ་འགྱུར། མཚན་མོར་སོ་སྲ་འདེབས་པ་སོགས་ཡོད། འཁྲུགས་དུག་ཚད་ལས་བརྒལ་ན་གློ་བུར་དུ་དུག་ཕོག་པའམ་ཐ་ན་ཤི་སྲིད།

མགོ་གཡུག་རིལ་བུ་ནི་མི་རྣམས་ལ་ངར་སློང་བ་དང་འཁྲུལ་སྣང་འབྱུང་བའི་ནུས་པ་སྡེབ་ལ་ཐོན་པ་ཞིག་རེད། དེ་བཟས་རྗེས་འགུལ་སྐྱོད་ཚད་ལས་བརྒལ་བ་དང་། འདོད་བརྩེ་ལང་བ། བློ་འཕྲབ་པར་དགའ་བ། རང་ཉིད་ཚོ་བ། སྟོང་བསམ་འཆང་བ། རང་གཅུན་མ་ཐུབ་པ། འཁྲུལ་སྣང་དང་དྲག་ཤུགས་ལྡན་པ་ཞིག་ཏུ་འགྱུར་གྱི་ཡོད། ཚབས་ཆེ་ན་རྒྱལ་བ་དང་། སྣད་ཁྲག་ཐོན་

པ། འཁོར་སྐྱོད་རང་བཞིན་གྱི་ཟུངས་ཤོར་བ། དྲན་པ་ཐོར་བ། ཤི་བ་བཅས་བྱེད་ཀྱི་ཡོད།

༣ དུག་རྫས་གསར་པ།

དུག་རྫས་གསར་པ་སྟེ་དབང་རྩའི་གྲུང་གཤིས་དངོས་རྫས་གསར་པ་ཡང་ཟེར་སྤྱིར་བཏང་གཤམ་གྱི་རིགས་འགའ་ཙ་དབྱེ་སྟེ། ཁེལ་ཨན་ཐོང་ (Kཐྱེ) དང་། སོ་མ་ར་ཙ་བསྲེས་རིགས་སམ་ཡང་ན (“མཉམ་སྦྱོར་སྒྲོག་ཐ”དང་། “ལྷུག་ཕྲན”སོགས) ཁ་ཞི་ཐོང་རིགས། ཆྱིན་ཐེ་ཉི་རིགས། པེན་དབྱི་ཨན་རིགས། ཕའེ་ཆིན་རིགས། སེ་ཨན་རིགས (“སྤྱིན་ཐུམ་དང་པོའི”གྲུབ་ཆ་གཙོ་བོ) སྐྲི་དངོས་རིགས (རྩྭ་ཆ་ཐེ་དང་། འཛིབ་རྩི། བཙོད་སོགས) རེད། གོང་གི་རིགས་འདི་དག་གི་ཁྲོད་དུ། སོ་མ་ར་ཙ་བསྲེས་རིགས་དང་ཁ་ཞི་ཐོང་རིགས་སུ་འདུས་པའི་རྒྱུ་ཆ་མང་ཤོས་ཡིན་ལ། དེ་གང་བྱུང་དུ་སྤྱོད་པ་ཡང་ཚབས་ཆེ་ཤོས་རེད།

དུག་རྫས་གསར་པ་གང་བྱུང་དུ་སྤྱད་ན་ཐད་ཀར་སླད་ཆེན་གྱི་ནུས་པར་གནོད་སྐྱོན་ཐེབས་ཏེ། དབང་རྩར་དུག་ཕོག་པ་དང་སླད་རྩ་ཐོར་བའི་སྨྱོ་ནད་ཕོག་ལ། ཚད་ལས་བརྒལ་ནས་འཐེན་ན་དོས་དྲག་གི་དབང་རྩའི་གེགས་རྐྱེན་དང་དོས་དྲག་གི་སྙིང་སླད་ནད་རིགས་འབྱུང་སྲིད་པ་མ་ཟད། ད་དུང་སྐྱོན་འདི་རིགས་ནི་སྨན་བཅོས་བྱེད་རྒྱུ་ཏ་ཙང་དཀའ་བ་ཡོད། ཉེ་བའི་ལོ་ཤས་རིང་ཡོ་རོབ་དང་མེ་གླིང་གི་རྒྱལ་ཁབ་ཁག་གིས་དུག་རྫས་གསར་པ་སྤྱད་ནས་ཤི་བའི་གྲོད་དཔེ་

བརྒྱ་གྲངས་ཐོན་པ་སླན་སེང་ཞུས་ཡོད།

གསུམ། ཨེ་ཌི་ནད་སྔོན་འགོག་དང་དུག་རྫས་ལ་མི་རེག་པ།

༡ དུག་རྫས་འཐེན་པ་ནི་ཨེ་ཌི་ནད་འགོ་བའི་འབྱུང་གཞི་རེད།

ཁབ་ཆས་གཅིག་མཉམ་དུ་བེད་སྤྱོད་བྱས་ནས་སྤོད་རྩར་དུག་རྫས་ཁབ་རྒྱག་པ་ནི་ཨེ་ཌི་ནད་དང་། མཆིན་ནད། ནད་དུག་རང་བཞིན་གྱི་མཆིན་ཚད་ཁ་པ་སོགས་ཀྱི་ནད་རིགས་ཀྱི་འགོས་ལམ་གལ་ཆེན་གྱི་གྲས་ཤིག་རེད། དུས་རབས་འཕེལ་རྒྱས་སོང་བ་དང་བསྟུན་ནས། དུག་རྫས་ཀྱི་སྣ་ཁ་ཇེ་མང་དུ་འགྲོ་བཞིན་ཡོད་ལ་ལྷག་པར་དུ་དུག་རྫས་གསར་པའི་རིགས་ཀྱང་ཇེ་མང་དུ་འགྲོ་བཞིན་ཡོད། དུག་རྫས་གསར་པ་མང་ཆེ་བས་སྤྲོ་སྣང་འཕེལ་བའམ་རང་ཉིད་ཀྱི་དྲན་པ་རབ་རིབ་བཟོ་སྲིད་པ་དང་ཨེ་ཌི་ནད་འགོས་པའི་ཉེན་ཁའང་དེ་བས་ཇེ་ཆེར་འགྲོ་ཡི་ཡོད།

དུག་རྫས་ཀྱིས་དུག་འཛིན་མཁན་གྱི་ལུས་པོ་དང་དབང་རྩ་འཁྲུགས་བརླག་ཏུ་གཏོང་བ་མ་ཟད། ད་དུང་ཁྱིམ་ཚང་དང་སྤྱི་ཚོགས་ལའང་གནོད་པ་བཟོ་ཡི་ཡོད། དུག་འཛིན་མཁན་མང་པོ་ཞིག་གིས་དུག་རྫས་ཉོ་བའི་ཆེད་དུ་སོ་སོའི་ཡོང་འབབ་སྤོར་བས་མ་ཚད། ཁྱིམ་ཚང་གི་རྒྱུ་ནོར་ཡང་མི་འཚོང་ཀ་མེད་བྱུང་ནས་གང་ས་གང་ནས་བུ་ལོན་བཟོས་ཏེ། མཐར་མི་ཤི་ཁྱིམ་སྟོང་དུ་གྱུར་ཏེ་

འཁྲུག་བཅོམ་དང་། རྐུ་མ་རྐུ་བ། བར་ཆོང་བརྒྱབ་ནས་དུག་འཐེན་པ་སོགས་ཀྱི་ནག་ཉེས་གསོག་གི་ཡོད།

༢ དུག་རྫས་ལ་དབྱིངས་ཚུད་སླ་འདང་། དུག་རྫས་གཅོད་པར་དཀའ་ངལ་ཏ་ཅང་ཆེ།

དུག་རྫས་ཀྱིས་གནོད་འཚེ་གཏོང་ཡུལ་ནི་མིའི་དབང་རྩ་རེད། ཡུན་རིང་འཐེན་ན་ལྷོག་ཐབས་བྲལ་བའི་སེམས་ཁམས་དང་ལུས་ཁམས་རྒྱུན་གཏན་མིན་པ་ཞིག་ཏུ་འགྱུར་ངེས། དུག་རྫས་འཐེན་མཁན་གྱི་ལུས་ཁམས་དང་སེམས་ཁམས་གཉིས་ཀ་དབྱིངས་ལ་ཚུད་ཀྱི་ཡོད། དུག་རྫས་མི་འདྲ་བ་གཟུགས་པོར་ཚུད་ན། མི་འཁྲུད་པའི་ཚོར་སྣང་དང་ནད་དུག་ལང་གི་ཡོད། གལ་ཏེ་དུག་གཅོད་འགོ་བརྩམས་ན། གཅོད་པའི་སྡུག་བསྔལ་འབྱུང་ཞིང་། བདེ་ཐང་ལ་ཐད་ཀར་གནོད་འཚེ་ཆེན་པོ་བཟོ་ཡི་ཡོད། དུག་གཅོད་ཁང་དང་དུག་གཅོད་སྨན་བཅོས་ཚན་པས་དུག་གཅོད་མཁན་ལ་ལུས་ཁམས་ཀྱི་ཞེན་ཆགས་སེལ་རོགས་ཐུབ་མོད། འོན་ཀྱང་སེམས་ཁམས་གཏིང་གི་བསམ་པའི་རྗེན་ས་གཅོད་རོགས་བྱེད་པར་དཀའ། དུག་གཅོད་མཁན་ལ་ཁོར་ཡུག་དང་། འཐེན་རོགས། སེམས་ཁམས། མི་སྣ་སོགས་ཀྱི་ཤུགས་རྐྱེན་ཐེབས་སླ་བས་དུག་རྫས་འཐེན་སྙིང་འདོད་ཀྱི་ཡོད།

༣ དུག་རྫས་དང་ལེན་མི་བྱེད་པ་དང་ཨེ་ཌས་ནད་མཉམ་དུ་སྔོན་འགོག་བྱེད་དགོས།

（༡）དུག་རྫས་ཀྱི་གཞི་རྩའི་ཤེས་བྱ་དང་དུག་རྫས་གཏན་འགོག་གི་བཅའ་ཁྲིམས་དང་ཁྲིམས་སྲོལ་གྱི་སློབ་གསོ་དང་ལེན་བྱས་ཏེ"ཤེས་པ་བཞི"བློ་ལ་བརྟན་པོར་ངེས་དགོས་པ་སྟེ། ཅི་ཞིག་དུག་རྫས་ཡིན་པ་ཤེས་པ་དང་། དུག་རྫས་ལ་དབྱིངས་ཏ་ཅང་ཚུད་སླ་བ་དང་དུག་རྫས་ཀྱི་དབྱིངས་གཅོད་དཀའ་བ་ཤེས་པ། དུག་རྫས་ཀྱི་གནོད་འཚེ་ཤེས་པ། དུག་རྫས་ཀྱི་ཁྲིམས་འགལ་ཉེས་གསོག་ལ་བཅའ་ཁྲིམས་ཀྱི་ཆད་པ་ཕོག་ངེས་ཡིན་པ་ཤེས་དགོས།

（༢）དུག་རྫས་འཛིན་པ་དང་དུག་རྫས་འཚོང་བའི་བྱ་སྤྱོད་ཡོད་པའི་མི་དང་འབྲེལ་བ་མི་བྱེད་པ། གལ་ཏེ་གཉེན་ཉེ་དང་གྲོགས་པོས་དུག་རྫས་འཛིན་པ་དང་དུག་རྫས་འཚོང་བ་ཤེས་ཚེ། གཅིག་ནས་བཀག་སྡོམ་བསླབ་བྱ་དང་། གཉིས་ནས་རྒྱང་རིང་དུ་གྱེས་པ། གསུམ་ནས་སྤྱི་བདེ་ལས་ཁུངས་ལ་སྙན་སེང་ཞུ་དགོས།

（༣）དུག་རྫས་ཀྱིས་ནད་བཅོས་ཐུབ་པ་དང་། དུག་རྫས་ཀྱིས་ཡུལ་པོ་དང་སྡུག་བསྔལ་སེལ་ཐུབ་པ། དུག་རྫས་ཀྱིས་མི་རྣམས་ལ་སྤྲོ་སྣང་སྤྲིན་པ་སོགས་ཀྱི་ཁ་མཁས་ཚིག་སྙན་ལ་ཡིད་ཆེས་བྱེད་མི་རུང་།

（༤）མི་ཚེའི་ལྟ་བ་དང་རིན་ཐང་གི་ལྟ་བ་ཡང་དག་འཛུགས་དགོས། སྤྱོད་ལམ་གྱི་གོམས་གཤིས་བཟང་པོ་འཇགས་པར་བྱས་ཏེ་ཐ་མག་འཐེན་པ་དང་ཆང་རག་འཐུང་བ་སོགས་ཀྱི་འདོད་ཞེན་འདོར་བ་དང་། "འཆལ་རྒྱུག

དང་ཀྲུན་འཛུགས་དུག་རྫས”བཅས་གསུམ་གྱི་བྱ་སྤྱོད་ཐོན་སླ་བའི་ཁྲིམས་འགལ་ཞེས་གསོག་གི་གནས་སུ་མི་འགྲོ་བ། མགོ་གཡུག་རིལ་བུ་དང་Kསྐྱེ་གཏན་ནས་འཐེན་མི་རུང་།

(༥) རང་ཉིད་ཀྱིས་མི་ཤེས་པའི་གནས་ཚུལ་འོག་ཏུ་སྨྱུ་ཐིད་དང་མགོ་སྐོར་བཏང་ནས་དུག་རྫས་འཐེན་དུ་བཅུག་ཀྱང་། རང་ཉིད་ཀྱི་ཚེ་སྲོག་ལ་གཅེས་སྲུས་བྱེད་དགོས་པ་ལས། ཐེངས་གཉིས་པ་གསུམ་པ་གཏན་ནས་འཐེན་མི་རུང་།

དགུ་པ། ནད་དུག་འགོས་པའི་དཔེ།

གཅིག འཕྲུལ་སྟོན་ཁང་གི་ཞག་གཅིག་གི་བརྗེ་བ་ལས་ཨེ་ཛི་ནད་འགོས་པ།

ལོ་40ལྷག་ཙམ་སླེབས་པའི་ཨ་ལྷ་ཡིས་ཟ་ཁང་ཆུང་ཆུང་ཞིག་གཉེར་གྱི་ཡོད་ཅིང་། ལས་ཀ་མེད་དུས་འཕྲུལ་སྟོན་ཁང་ནང་གྲོགས་པོ་དང་མཉམ་དུ་ཆང་འཐུང་བ་དང་ཞབས་བྲོ་འཁྲབ་པར་འགྲོ་ཡི་ཡོད། ཟ་ཁང་ཆུང་ཆུང་ཞིག་གཉེར་བའི་དབང་གིས་ཨ་ལྷའི་འཚོ་བའི་ཆ་རྐྱེན་ཅུང་ལེགས་ཙམ་ཡོད་པར་བརྟེན་འཕྲུལ་སྟོན་ཁང་ལ་འགྲོ་དུས་ལག་གཡོགས་ཧ་ཅང་ཆེན་པོ་ཡོད། རིམ་བཞིན་ཨ་ལྷ་འཕྲུལ་སྟོན་ཁང་གི་ཚོང་ཤག་ཏུ་གྱུར་པ་དང་དེ་ནས་གྲོགས་པོ་མང་པོ་ཞིག་ངོ་ཤེས་པ་མ་ཟད། བུད་མེད་མང་པོས་ཁོ་པར་དགའ་པོ་བྱེད་ཀྱི་ཡོད།

སྐྱིད་པའི་དུས་ནི་འཛའ་དང་འདྲ། ཟླ་བ་གཅིག་གི་གོང་ལ་ཨ་ལྷར་ཅི་ཡིན་འདི་ཡིན་མེད་པར་ཆམ་པ་ཕོག་སྟེ་ཚ་བ་མཐོ་པོ་རྒྱུན་རིང་རྒྱུས་ནས་འཐོར་པ་དོན། སྨན་ཁབ་བརྒྱབ་པ་དང་སྨན་རྫས་གང་བཟས་ཀྱང་ད་དུང་མ་དྲག དེས་ན་ཁོ་པས་ཚད་ལྡན་སྨན་ཁང་དུ་བརྟག་དཔྱད་དང་སྨན་བཅོས་བྱེད་པར་བསྐྱོད་

ཅིང་། ཨ་ལྷོའི་སྐད་ཆར་ཉན་རྗེས་སྨན་པས་ཁོ་པའི་ཁྲག་ལ་བརྟག་དཔྱད་བྱས་པས། བསམ་ཡུལ་ལས་འདས་པར་ཨེ་ཛིའི་ནད་དུག་འགོས་པ་གཞི་ནས་ཤེས།

བརྟག་དཔྱད་འབྲས་བུ་རག་པའི་ཨ་ལྷོ་ཐུངས་ཤོར་བ་ལྟར་རྐུབ་སྟེགས་སུ་བསྡད། སྨན་པས་ཐེངས་མང་དྲིས་པ་བརྒྱུད་ཨ་ལྷོ་ཡིས་གཞི་ནས་གནས་ཚུལ་ངོ་མ་བཤད། ད་ཕྱེད་དུས་རྟག་ཏུ་འཕྲབ་སྟོན་ཁང་དུ་འགྲོ་བའི་ཨ་ལྷོར་དེ་ནས་བུད་མེད་མང་པོ་ངོ་ཤེས་པ་དང་། ཕན་ཚུན་ཆ་རྒྱུས་ལོན་རྗེས་མཚན་གཅིག་གི་ལུས་འབྲེལ་བྱུང་བ་མ་ཟད་མཚམས་རེ་སྲུང་ཤུབས་མ་སྦྱད་པས། ཨ་ལར་ཨེ་ཛི་ནད་ནད་འགོས་པ་རེད།

གཉིས། གཞོན་ནུ་མས་བརྩེ་དུང་ངོ་མ་རེད་སྙམ་པའི་མི་ལས་ཨེ་ཛི་ནད་འགོས་པ་བསམ་ཡུལ་ལས་འདས།

ཞའོ་ཡུས་ནི་བུ་མོ་ཏ་ཙང་མཛེས་པོ་ཞིག་ཡིན་ཞིང་། སློབ་གྲྭའི་ནང་ཡང་རེ་བ་ཕྱེད་མཁན་མང་པོ་ཡོད་མོད། འོན་ཀྱང་ཞའོ་ཡུས་ཀྱིས་སྣང་བ་དེ་ཙམ་གཏོང་གི་མེད། འོན་ཀྱང་ཐེངས་ཤིག་ཞའོ་ཡུས་ལ་སྐྱི་ཚོགས་ཐོག་གི་སྐྱེས་པ་ཆིང་ཧྲིང་དང་ངོ་ཤེས་པ་དང་། ཁོ་མོས་སྙིང་གྲོགས་ཡིན་སྙམ་པའི་མི་ལ་ཨེ་ཛི་འགོས་པ་བསམ་ཡུལ་ལས་འདས།

དང་ཐོག ཆིང་ཧྲིང་གིས་རྟག་ཏུ་དྲ་བ་བརྒྱུད་ཞའོ་ཡུས་དང་སྐད་ཆ་ཤོད་

པ་མ་ཟད། ཞའོ་ཡུས་ལ་ལག་རྟགས་འགའ་སྲིད་དེ་ཞའོ་ཡུས་ལ་ཏ་ཙང་བྱམས་པོ་བྱེད་ཀྱི་ཡོད། ཕོ་གཉིས་རིམ་གྱིས་འདྲིས་རྗེས། ཆིང་ཛིང་རྒྱུན་དུ་སློབ་གྲྭར་ཡོང་ནས་ཞའོ་ཡུས་འཁྲིད་དེ་ཟ་མ་ཟ་རུ་འགྲོ་བ་མ་ཟད། ཕྱི་ལ་རོལ་རྩེད་རྩེ་བར་ཡང་འགྲོ་གི་ཡོད། ཉིན་ཞིག ཆིང་ཛིང་གིས་ཞའོ་ཡུས་ལ་དགའ་རོགས་སྒྲིག་པའི་རེ་བ་བཏོན། ཞའོ་ཡུས་ཀྱིས་ཆིང་ཛིང་གི་རང་ཉིད་ལ་བྱམས་པོ་བྱེད་སྙིང་ཡོད་པས་བརྩེ་དུང་ངོ་མ་རེད་སྙམ་ནས་དགའ་སྤྲོའི་ངང་ཁས་བླངས། དུས་ཚོད་གང་འཚམ་སོང་རྗེས་ལུས་འབྲེལ་ཡང་བྱུང་བ་དང་། ཡིན་ནའང་ཁམས་དམར་དོན་པའི་དུས་སུ་མ་གཏོགས་སྲུང་ཤུབས（སྦྲུམ་འགོག་ཤུབས）སྤྱོད་མེད། ཉིན་ཞིག ཞའོ་ཡུས་ཕྱིར་འགྲོ་དུས་དང་བླངས་པས་ཨེ་ཛི་ནད་སྐོར་གྱི་ཤེས་བྱ་དྲིལ་བསྒྲགས་བྱེད་པ་མཐོང་རྗེས་ཞའོ་ཡུས་ཀྱིས་ཨེ་ཛི་ནད་ཀྱི་ཤེས་བྱའི་སྐོར་ལ་རྒྱུས་ལོན་བྱས། དེ་རྗེས་ཞའོ་ཡུས་ཀྱིས་སྨན་ཁང་དུ་སོང་ནས་རང་འགུལ་དང་བརྟག་དཔྱད་བྱས་པས་ཨེ་ཛིའི་ནད་དུག་འགོས་པ་ཤེས།

གསུམ། ཕྱི་ཚུལ་ནས་བལྟས་ན་ནད་དུག་མི་འགོས་སྙམ་ཡང་། སྲུང་ཤུབས་ལན་གཅིག་མ་སྤྱད་པས་ཨེ་ཛིའི་ནད་དུག་འགོས།

ལོ་20ཙམ་ལ་སླེབས་པའི་སློབ་ཆེན་སློབ་མ་ཞའོ་པའེ་ཡིས་སོ་སོ་བུ་ལ་དགའ་པོ་ཡོད་པ་ཤེས་ཀྱི་ཡོད་པ་མ་ཟད། ཉམས་སྙིང་ལྡན་པའི་ཞའོ་པའེ་ཡིས་

སྲུང་ཤུབས་མ་སྤྱད་པར་ཆགས་སྦྱོར་བྱས་ན་ཉེན་ཁ་ཆེན་པོ་ཡོད་པའང་ཤེས་ཀྱི་ཡོད། དེས་ན་ཁོས་ངྲ་འདོད་ཆགས་སྦྱོར་བྱ་ཡུལ་འདོད་རིམ་བཞིན་སྤུས་ཀ་དག་པའི་སྲུང་ཤུབས་སྤྱད་ན་ཨེ་ཛིའི་ནད་དུག་འགོག་ཐུབ་པའི་འདུ་ཤེས་འདི་སེམས་ལ་བཞག་གི་ཡོད།

ཉིན་ཞིག་ཞའོ་པའི་ཡིས་བྱང་ཆུབ་པོས་གྲོགས་སྒྲིག་མཉེན་ཆས་སྦྱོར་ཀྱིན་རང་གི་བློ་ལ་འབབ་པའི་མཛའ་གྲོགས་ཤིག་འདོད། ཉིན་དེའི་དགོང་མོར། ཁོ་གཉིས་ཀྱིས་སློག་བརྙན་བལྟས་རྗེས། སློབ་གྲྭའི་ཉེ་འགྲམ་གྱི་མགྲོན་ཁང་ཞིག་ཏུ་སོང་ནས་ངྲ་འདོད་ཆགས་སྦྱོར་ཐེངས་གཅིག་བྱ་རྒྱུའི་ཁ་ཆད་བྱས། སྐབས་དེ་དུས་བུ་འདིས་ཞའོ་པའི་ལ་སྲུང་ཤུབས་མི་གྱོན་པའི་རེ་བ་བཏོན། ཞའོ་པའི་ཡིས་ཕྱི་ཚུལ་ནས་བལྟས་ན། བུ་འདིར་ནད་དུག་ཡོད་པ་མི་ཤེས་པས། ཐེངས་གཅིག་ལ་སྐྱོན་མི་ཡོང་སྙམ་ནས་སྲུང་ཤུབས་གྱོན་མེད།

ཡུན་རིང་མ་སོང་བར། ཞའོ་པའི་གཤགས་བཅོས་མ་བྱས་གོང་གི་གཟུགས་པོའི་བརྟག་དཔྱད་བྱེད་དུས་རང་ཉིད་ལ་ཨེ་ཛིའི་ནད་དུག་འགོས་པ་ཤེས། དེ་རྗེས་ཞའོ་པའི་ཡིས་ཉེ་དུས་ཀྱི་ཆགས་སྦྱོར་བྱ་བ་མཐའ་དག་ལ་བསམ་བློ་གཏོང་སྐབས། ཏག་ཏག་དགོང་མོ་འདིར་སྲུང་ཤུབས་གྱོན་མེད་པས་རང་ཉིད་ལ་ཨེ་ཛིའི་ནད་དུག་དགོས་པ་ཤེས།

བཞི། ཕྱིར་བློ་པར་སོང་རིང་ཡུལ་པོ་བྱུང་སྐྱེ་རོལ་རྩེད་ཁང་དུ་སྤྲོ་སྣང་འཚོལ་བར་སོང་བས། ཨེ་ཛི་ནད་འགོས་ནས་འགྱོད་པ་ཆེན་པོ་སྐྱེས།

ལོ་30ལྷག་ཙམ་ལ་སླེབས་པའི་ལའོ་ཅེང་ཁང་པ་མཛེས་བཟོའི་ལས་ཀ་བྱེད་ཀྱི་ཡོད། རྟག་ཏུ་ཕྱི་ལ་བློ་པར་འགྲོ་དགོས་པས་ལུས་སེམས་ཡུལ་པོ་ཡོང་གི་ཡོད། ཉིན་ཞིག་གི་དགོང་མོར། ལའོ་ཅེང་དང་བཟོ་པ་རོགས་པ་ཁག་གཅིག་མཉམ་དུ་ཕྱིར་སྤྲི་རག་འཐུང་བར་ཕྱིན། མི་རིང་བར་བཟོ་པ་ཞིག་གིས་ངས་ཁྱེད་ཚོ་རྩེད་མོ་རྩེ་ས་སྐྱིད་པོ་ཞིག་ལ་འཁྲིད་ཀོ་ཞེས་བཤད་པར། ལའོ་ཅེང་ཡང་ཁོ་ཚོ་དང་མཉམ་དུ་ཕྱིན། དཀར་ཆ་དེ་ཙམ་མེད་པའི་ཁང་པ་ཞིག་གི་ནང་དུ་གྱོན་གོས་མང་པོ་གྱོན་མེད་པ་མ་ཟད་བྱུག་རྫས་ཀྱང་མང་པོ་བྱུག་པའི་བུད་མེད་ཁག་གཅིག་ཡོད་ཅིང་། ཁོ་ཚོས་ཅེང་ཆེ་གེ་མོ་སོགས་མི་ཁག་གཅིག་ཁང་པའི་ནང་དུ་འཛུལ་མ་ཐག ལམ་སེང་མཐའ་བསྐོར་བ་དང་ཆབས་ཅིག་ཁོ་པའི་གྱོན་གོས་ནས་འཐེན། ཅེང་ཆེ་གེ་མོས། འདི་ང་དང་ལོ་འདྲ་པོ་འདུག་ཅེས་བཤད་མ་ཐག ལུས་ཤ་ཙུང་རྒྱགས་ཤིང་ཤ་མཐོང་ལྷགས་མཐོང་གི་ལྭ་ཤམ་གྱོན་པའི་བུད་མེད་གཅིག་གིས་ངའི་གྱོན་གོས་དང་སོ་སོའི་གྱོན་གོས་ཚང་མ་ཕུད་དེ་དམར་ཧྲེང་བཟོས་སོང་བས། དེ་མུར་ངའི་གཟུགས་པོ་ཡོངས་ལ་ཚ་བ་རྒྱས་ཏེ་སྡོད་ཚུགས་མ་ཐེན་པར་ཁོ་མོ་མལ་ཁྲིའི་སྟེང་དུ་བཞག

དེ་ནས་བཟུང་། ལའོ་ཅེང་ལངས་ལ་ཤོར་ནས་རྟག་ཏུ་གནས་འདི་ལྟ་བུར

འགྲོ་ཡི་ཡོད། མི་རིང་བར་ལས་ཀ་བྱེད་སྐབས། ལའོ་ཅེང་ལ་སྐྱོན་ཆག་བྱུང་སྟེ་བཟོ་པ་རོགས་པས་ཁོ་པ་སྨན་ཁང་དུ་བསྐྱལ། བརྟག་དཔྱད་བྱས་རྗེས་ཁོ་པར་ཨེ་ཛིའི་ནད་དུག་ཐོག་པ་ཤེས། བསམ་པའི་ཡུལ་ལའང་འཁོར་མ་མྱོང་བའི་གནས་ཚུལ་དེས་ཁོ་པས་རྣམ་ཀུན་ཚུལ་མིན་གྱི་བྱ་བ་དག་དྲན་ནས་འགྱོད་པོ་ཆེན་པོ་སྐྱེས་པ་མ་ཟད། ཕུགས་ཀྱི་འཚོ་བ་ཡིད་ལ་འཁོར་དུས་དེ་བས་ཀྱང་ཡིད་ཐང་ཆད་པར་འགྱུར། ད་ཆ་ང་ནང་མིར་གང་འདྲ་ཟེ་ཤོད་དགོས་སམ། ཉིན་ལྟར་ལས་ཀར་ཡང་སེམས་གནས་ཀྱི་མི་འདུག་ལ་ནོར་འཁྲུལ་ཡང་མང་པོ་ཐོན་གྱི་འདུག་ཅེས་ཤོད་མཚམས་འདིར་སླེབས་སྐབས། ལའོ་ཅེང་འགྱོད་གདུང་དྲག་པོ་སྐྱེས་ནས་མིག་ཆུ་ལྷུང་ལྷུང་དུ་འབབ།

ཨེ་ཛི་ནད།

སྒྲིག་མཁན།	ལྷ་ས་གྲོང་ཁྱེར་ཁྲིང་ཀོན་ཆུས་ནད་རིགས་སྔོན་འགོག་ཚོད་འཛིན་ལྟེ་གནས།
སྒྱུར་པ་པོ།	ཆོས་བཟང་།　ཚེ་བརྟན་སྒྲོལ་དཀར།
རྩོམ་ཞུས་པ།	ནོར་དཀྱིལ་བུ་ཆུང་རྒྱལ།
རྩོམ་སྒྲིག་འགན་འཁུར་བ།	ཚེ་རིང་གཡང་འཛོམས།
ཁ་ཤོག་ཇུས་འགོད།	ནོར་བཟང་བཀྲ་ཤིས།
པར་འདེབས་འགན་འཁུར་བ།	ལྷ་མོ་ཆོས་སྒྲོན།
པར་གཞི་ཇུས་འགོད།	ཚེ་རིང་གཡང་འཛོམས།
དཔེ་སྐྲུན་འགྲེམས་སྤེལ་ཚན་པ།	བོད་ལྗོངས་མི་དམངས་དཔེ་སྐྲུན་ཁང་། (ལྷ་ས་གླིང་སྐོར་བྱང་ལམ་སྒོ་ཨང་20པ།)
པར་འདེབས་ཚན་པ།	ལྷ་ས་གྲོང་ཁྱེར་མིང་ཤིན་པར་འདེབས་ཚད་ཡོད་ཀུང་སི།
དེབ་ཚད།	850×1168　1/32
དཔར་ཤོག	4.25
ཡིག་གྲངས།	ཁྲི་7
པར་གཞི་སྒྲིག་ཐེངས།	2023ལོའི་ཟླ་12པར་པར་གཞི་1བསྒྲིགས།
དཔར་ཐེངས།	2023ལོའི་ཟླ་12པར་དཔར་ཐེངས་1བཏབ།
དཔར་གྲངས།	01-2, 000
དཔེ་རྟགས།	ISBN 978-7-223-07561-9
བཅད་གོང་།	སྒོར་30.00